QUELQUES APERÇUS

SUR LA

CHIRURGIE ANGLAISE,

[PAR

PAUL TOPINARD,

Docteur en Médecine de la Faculté de Paris,
ancien Interne des Hôpitaux.

PARIS.

A. COCCOZ, LIBRAIRE-ÉDITEUR,
rue de l'École-de-Médecine, 30.

1860

PRÉFACE.

L'ardeur infatigable et les lauriers quotidiens de cette jeune phalange de savants et de praticiens, désignée au loin sous le nom d'*école de Paris*, les communications presque obligatoires de toutes les parties du monde, et les pèlerinages incessants des illustrations les plus distantes, font de notre ville de Paris la métropole scientifique. Les idées, les faits, y convergent. Tout finit, dans les sciences médico-chirurgicales, par subir la sanction ou le *veto* de nos académies. Nous sommes, en France, si pénétrés de cette vérité, qu'à l'inverse des étrangers, nous daignons rarement abandonner nos foyers en quête d'instruction et de nouveautés médicales ; il en résulte que des faits secondaires nous échappent, ou n'arrivent à notre connaissance qu'après une longue période de succès au delà de nos frontières.

Nos publications périodiques sont avares de cliniques étrangères et ne comblent pas cette lacune. Dès 1814, Roux, par sa conduite, protestait contre cette indifférence et frayait une voie nouvelle. Ses imitateurs ont été rares. La facilité des relations, l'extension de la presse médicale, et l'abolition progressive des préjugés nationaux en matière de science, devraient amener une réaction. Un journal s'est établi, dont le titre, *la Clinique étrangère,* promet. Des revues bibliographiques mensuelles dans les *Archives générales de médecine* embrassent un cercle chaque jour plus vaste. M. le Dr Deville, il y a trois ou quatre ans, commença une série d'articles dits *Coup d'œil sur la chirurgie anglaise,* remarquables par leur lucidité et leur intérêt pratique ; l'auteur se trouvait dans des conditions favorables, accrues, peu après, par sa promotion au professorat d'anatomie de l'hôpital Saint-Georges, à Londres. Mais quelques entraves lui furent suscitées ; au grand regret de ses élèves, il dut offrir sa démission, et du même coup fut mis dans l'impossibilité de satisfaire davantage ses nombreux lecteurs.

Désireux, vers la fin de mes études médicales, d'utiliser quelques vacances, je choisis l'Angleterre et particulièrement les hôpitaux de Londres. Imbu de la supériorité de notre pratique, je songeais à peine à rapporter quelques enseignements nouveaux ; mes idées se sont rapidement modifiées. Les Anglais, peut-être moins avancés que nous en science et en théorie, m'ont paru aussi bons praticiens ; leurs études, leurs efforts, visent incessamment aux applications positives. J'ai découvert des faits généralement ignorés en France, qui méritent examen et importation ; j'ai adopté quelques-uns des plus élémentaires et en même temps des moins accessibles à ceux de nos compatriotes qui, forcés de juger à distance, sont exposés à de graves erreurs sur le compte de la chirurgie anglaise.

Ce mémoire est naturellement divisé en trois parties :

La première, ou introduction, est un résumé de l'enseignement médical, de l'organisation des hôpitaux, de leur hygiène, etc., en Angleterre. A une époque où les réformes dans l'éducation sont à l'ordre du jour, ce point, ignoré de la majorité, offre un intérêt d'actualité : il était d'ailleurs nécessaire à la compréhension des pages qui suivront.

Dans la deuxième partie, j'eus primitivement l'intention de décrire les pansements en Angleterre et spécialement à Londres, des plaies traumatiques, des ulcères, des brûlures, etc. ; mais l'étendue de cette tâche m'a forcé de me circonscrire provisoirement à la première espèce.

La troisième partie renferme de nombreuses statistiques ayant pour objet d'établir la mortalité dans les opérations traitées selon la méthode anglaise. Entraîné par l'étendue des chiffres que j'ai rassemblés, j'ai cherché à résoudre quelques questions chirurgicales en litige.

Ma tournée a compris les cités les plus renommées par leur ensei-

gnement médical et leurs hôpitaux : Londres, Édimbourg et Glascow ; mais cette étude porte particulièrement sur la métropole, où
j'ai séjourné quatre mois. Par une prudence et une discrétion qui
m'avaient été recommandées à mon arrivée, mais qu'aujourd'hui je
reconnais exagérées, je n'ai recueilli aucune observation au lit
même du malade ; mais, immédiatement après chaque visite, j'ai noté
avec impartialité ce que j'avais vu et entendu, ainsi que mes impres-
sions personnelles. Familiarisé avec la langue anglaise, j'ai pu obtenir mes renseignements directement auprès des malades et des
employés, profiter des leçons orales des chefs de service, et puiser
largement dans les traités et revues périodiques.

D'ailleurs les médecins anglais, sous une apparence de froideur
qui leur a valu plus d'un jugement erroné, ont le sentiment de
la confraternité professionnelle ; mon simple titre d'interne des
hôpitaux de Paris a suffi pour lever toutes les difficultés. Je n'ai
rencontré que cordialité et prévenances de la part des chefs, des
internes et des élèves. Qu'il me soit permis de citer M. Lawrence,
de l'hôpital Saint-Barthélemy à Londres ; M. Syme, d'Édimbourg ;
M. H. Thomson, chirurgien à l'Université, et l'un des représentants
de ce qu'on pourrait appeler la jeune école de Londres ; M. le Dr Deville, dont l'éloignement nous est encore si douloureux. Grâce à
l'intervention obligeante de ces derniers, les bibliothèques du Musée
britannique et du Collége des chirurgiens me furent librement ouver-
tes. Je saisis cette occasion de leur en témoigner ma profonde gra-
titude.

QUELQUES APERÇUS

SUR LA

CHIRURGIE ANGLAISE.

PREMIÈRE PARTIE.

Organisation médicale en Angleterre. — Jusque dans ces dernières années, une confusion déplorable régnait en Angleterre dans l'exercice de la médecine et rappelait le défaut d'organisation sérieuse propre au moyen âge, que l'on retrouve encore aux États-Unis : chacun pratiquait à sa guise, sans défense ni contrôle. Les titres et diplômes étaient objet de luxe, que le public éclairé seul appréciait. Le chirurgien avait pour rôle de saigner et couper, et occupait un rang secondaire. Mais peu à peu le privilége d'octroyer les titres fut accordé à un plus grand nombre de corps savants ; les universités et colléges en devinrent les principaux dépositaires, et l'opinion publique confirma les arrêts du Parlement.

Il y a un an, la santé en Angleterre n'était pas encore sauvegardée contre l'exercice des charlatans et autres commerçants dépourvus d'éducation professionnelle ; la pratique chirurgicale spécialement demeurait sans protection, en sorte que, sous ce prétexte, chacun pouvait impunément et publiquement opérer, droguer, et recevoir des émoluments. Cela existe encore chez nous, malgré la loi du 19 ventôse an XI, trop facilement éludée sous l'apparence de désintéressement. Depuis une année, les institutions médicales dans le Royaume-Uni ont fait un progrès immense; mais le défaut de centralisation et la multiplicité des corps licenciés demandent de nouvelles réformes. De nombreux praticiens anglais avouent ne plus s'y reconnaître parmi les quarante ou cinquante diplômes divers octroyés par dix-huit universités, colléges, Facultés ou sociétés.

Le 12 août 1858, le Parlement promulgua le *Nouvel Acte médical*, et créa un conseil général d'éducation médicale et d'enregistrement, présidé par sir Benj. C. Brodie. Sa charge principale est de tenir une liste de tous les individus qualifiés par certains corps autorisés. L'inscription sur cette table donne seule droit d'exercer légalement la médecine dans le Royaume-Uni et de toucher les émoluments. A cette époque, tout individu non muni de titres, et exerçant depuis le 1ᵉʳ août 1815, fut admis à se faire inscrire sans examen préalable; fait assez curieux, qui établit une catégorie singulière de médecins anglais sans diplôme. L'article 32 spécifie que nul, non inscrit sur cette table, n'a droit devant les tribunaux de réclamer d'indemnités pour visites, services ou débit de drogues; je ne sache pas qu'il ajoute que des poursuites seront exercées. L'article 23 interdit aux corps autorisés d'opposer aucun obstacle ou restriction à une théorie médicale ou chirurgicale quelconque; ceci s'adresse à l'homœopathie et autres schismes.

Les corps autorisés à délivrer les diplômes ou licences sont :

Les Universités de Londres, Oxford, Cambridge, Durham, Édimbourg, Glascow, Aberdeen, Saint-Andrews et Dublin ;

Les Colléges royaux des Médecins (*Physicians*) de Londres, Édimbourg et Dublin ;

Les Colléges royaux des Chirurgiens des mêmes villes ;

La Faculté de Médecine de Glascow ;

Les Sociétés des Pharmaciens de Londres et Dublin.

La plupart octroient diverses sortes de titres, qui tous, depuis le Baccalauréat en médecine et la Licence en accouchements ou en pharmacie, autorisent l'enregistrement, c'est-à-dire l'exercice légal de la médecine. Dans le langage courant, ces titres multiples sont désignés par des lettres que nous indiquerons.

Il résulte de cet énoncé qu'à Londres il n'existe pas, comme à Paris, une Faculté unique et centrale, mais une Université, deux Colléges, et une Société, chargés d'examiner les candidats et d'autoriser l'exercice professionnel.

Des diplômes a Londres. — Prendre ses degrés à l'Université signifie subir les examens et acquérir les titres correspondants à la branche désignée. Les degrés dans les sciences sont l'Examen d'immatriculation, analogue, mais inférieur, à notre ancien baccalauréat ès lettres, le Baccalauréat ès arts, la Maîtrise ès arts, le Baccalauréat en médecine, et le Doctorat en médecine.

Le Baccalauréat en médecine, ou B. M., offre quelque analogie avec notre titre d'Officier de santé. Il comprend deux examens en quatre ans : l'un exige d'abord le degré d'immatriculation ou le Baccalauréat ès arts, puis deux ans d'études médicales dans certaines institutions spécifiées, une assiduité à quatre cours semestriels médico-chirurgicaux, attestée par les certificats du professeur, une dissection de neuf mois, et quelques manipulations en chimie et en pharmacie. Il porte sur : Anatomie, Physiologie, Chimie, Botanique, Matière médicale et Pharmacie. L'autre examen veut que, depuis le précédent, le candidat ait disséqué six mois, fait six accouchements, suivi deux semestres de clinique chirurgicale, deux de clinique médicale, etc. Il se compose de Thérapeutique et Pathologie générale, Hygiène, Chirurgie, Médecine, Accouchements, et Médecine légale.

Le Doctorat en médecine, ou D. M., est un titre élevé qu'accordent exclusivement les universités. Les conditions, à Londres, sont : 1° le titre de bachelier en médecine ; 2° depuis son acquisition, une assiduité de deux années dans les services de chirurgie et de médecine d'hôpitaux importants, ou une seule année et trois ans de pratique civile, ou encore cinq ans de pratique ; 3° un examen portant sur les diverses branches de la philosophie et de la médecine (*sic*).

Le Collége royal des Chirurgiens de Londres confère les titres de Membre, de Sociétaire (*Fellow*), et la Licence en accouchements.

Le titre de Membre, ou M. R. C. S., s'acquiert par deux examens subis à deux ans d'intervalle, et portant, l'un sur : Anatomie descriptive et Physiologie, l'autre sur : Anatomie chirurgicale, Pathologie externe, et Médecine opératoire ; il exige quatre ans d'études professionnelles et les certificats correspondants.

Celui de Sociétaire, ou F. R. C. S., s'accorde par l'élection à tout membre de quinze années ; et, après examen, passé l'âge de 25 ans. Il est indispensable que le candidat n'ait fourni ou vendu aucune drogue ou médecine, à moins qu'il ne soit licencié de la Société de pharmacie. Le privilége des Sociétaires est de faire partie du conseil d'administration.

Le Collége royal des Médecins donne également les diplômes de Membre et de Sociétaire.

Le titre de Membre, ou M. R. C. P., se délivre à 25 ans sur présentation de certificats attestant des études théoriques et pratiques en Médecine, Anatomie, Physiologie, Sciences accessoires, Accouchements, Chirurgie élémentaire, et après trois examens, le premier sur la Physiologie, le deuxième sur la Médecine, le troisième sur la Thérapeutique. Il réclame cinq années d'études professionnelles, dont trois de clinique dans un hôpital d'au moins 100 lits.

Le titre de Sociétaire, ou F. R. C. P., s'acquiert à l'élection. Il n'est pas sans intérêt d'ajouter qu'en toutes circonstances les colléges exigent les preuves suffisantes d'une éducation classique, et quelquefois de la connaissance de la langue française, et qu'en leur absence ils instituent un examen supplémentaire.

La Société des Pharmaciens accorde sa Licence, L. S. A., à l'âge de 21 ans, après trois examens portant sur les Classiques, les Mathématiques, l'Anatomie, la Physiologie, la Chimie, la Botanique, la Matière médicale, la Pharmacie, la Médecine, les Accouchements, la Toxicologie et la Médecine légale. Le candidat doit avoir en outre cinq ans de pharmacie pratique, trois ans de cours médicaux, et dix-huit mois de clinique. On voit que le pharmacien anglais possède une instruction médicale assez étendue, et confirmée d'ailleurs par son droit à l'enregistrement comme médecin.

ENSEIGNEMENT MÉDICAL A LONDRES. — L'Université ressemble à l'une de nos Facultés, sauf les inscriptions. On y trouve ce que comporte une instruction médicale complète : cours de médecine, de chirurgie et de sciences, salles de dissection, bibliothèque, musée d'anatomie, plus un hôpital annexe. Les Colléges de médecine et de chirurgie et la Société de pharmacie ne sont au contraire que des corps savants analogues à l'Académie de Médecine ou à la Société de chirurgie de Paris, sauf que le titre de membre est donné à l'examen et suffit pour exercer.

L'enseignement médical à Londres est réservé aux hôpitaux et à quelques institutions qui toutes sont distinctes et indépendantes. Chaque hôpital, dans l'espérance d'accroître ses revenus, s'empresse de fonder une école. Les chirurgiens et médecins se partagent les cours principaux, quelques hommes de science spéciale sont associés, une bibliothèque se monte, les amphithéâtres font les frais d'un musée, et l'institution s'établit progressivement ; des prospectus, chaque année, font connaître la variété des cours, la modicité des prix, etc. Le nombre de ces établissements est limité par ce fait, que les statuts des corps autorisés à délivrer les diplômes imposent des certificats provenant d'un hôpital possédant au moins cent lits ; néanmoins il existe quelques écoles particulières qui, ne possédant pas de malades, se contentent de recommander à leurs élèves l'hôpital le plus proche.

Supposons un jeune homme sortant, à 16 ans, de l'Université ou d'une académie secondaire, muni de son immatriculisation ou d'un certificat d'études sérieuses ; désireux de se livrer à la profession médicale, il est appelé à choisir une école ou même à partager sa faveur entre deux établissements, selon sa convenance. Les grades les plus faciles et le plus promptement accessibles sont le baccalauréat en médecine et le titre de membre du Collége des chirurgiens. Il traite à forfait pour la réception complète, ou pour une année, ou pour quelques-uns des cours ou cliniques, se procure peu à peu les certificats voulus, et se présente lorsqu'il est en mesure.

En résumé, l'enseignement médical à Londres est aux corps savants autorisés à conférer les titres ce qu'à Paris l'enseignement secondaire est la Faculté des lettres et sciences, relativement à nos deux baccalauréats, sauf qu'à Londres il y a plusieurs Facultés ; c'est la liberté dans l'enseignement.

ORGANISATION DES HÔPITAUX DE LONDRES. — Il existe dans la métropole environ 200 institutions charitables, hôpitaux, hospices ou dispensaires ; les principaux sont :

Saint-Barthélemy, fondé par Rahere en 1102 ; il possède 650 lits, dont 420 consacrés à la chirurgie. Harvey, Abernethy, Pitcairn, A. Cooper, Pott et autres, aujourd'hui M. Lawrence, en sont les illustrations ; 40 élèves y sont logés.

Saint-Georges, de 350 lits, dont 200 pour la chirurgie.

Guy, de 550 lits ; une maison de convalescence située à la campagne y est annexée.

L'*Université*, de 120 lits, où florissait jadis Liston, et aujourd'hui M. Erichsen, l'auteur du traité de pathologie externe le plus complet qui soit à l'usage des élèves.

L'*hôpital de Londres*, fondé en 1741 : 445 lits, dont 310 à la chirurgie, sur lesquels 190 spécialement réservés aux accidents ; son voisinage des docks lui vaut une clientèle considérable.

Kings' college, de 120 lits ; M. Fergusson y attire par ses leçons une foule d'élèves.

Middlesex, de 320 lits ; *Westminster*, 175 lits ; *Saint-Thomas*,

520 lits; *Sainte-Marie*, 150 lits; *Charing-Cross*, 100 lits; *Mary-le-Bone*, 320 lits; les *Enfants Malades, Metropolitan free;* et enfin :

Dreadnought, ancien vaisseau *le Caledonia*, de 120 canons, à l'ancre sur la Tamise, et transformé en hôpital pour les marins de toutes les nations (1).

Il existe encore des hôpitaux spéciaux pour aliénation, orthopédie, maladies des yeux, de poitrine, cancer, etc. ; les services d'accouchements, de syphilis, de dermatose, sont disséminés un peu partout.

Dans le but de simplifier ma narration, j'étudierai l'organisation clinique de l'hôpital de Guy, pris au hasard pour exemple.

Fondé en 1721 par une donation du libraire Th. Guy, montant à 6,250,000 francs, et se composant de propriétés alors situées sur les confins de Londres, il contient 550 lits, partagés en sections de chirurgie générale, d'accidents, d'érysipèles, de maladies d'yeux, d'utérus, de maladies vénériennes et de médecine ; il possède 4 médecins et 3 chirurgiens en chef, qui font la visite deux fois par semaine, à une heure et demie, 9 médecins et chirurgiens assistants, chargés de la consultation à tour de rôle, et 1 chirurgien interne, qui chaque jour fait une visite générale.

La consultation journalière a lieu à midi avec une régularité désirable chez nous. Les patients non admis reçoivent un numéro d'ordre correspondant à celui d'une feuille imprimée, conservée à l'hôpital dans des cartons parfaitement tenus, et sur laquelle sont inscrits le diagnostic et le traitement ; le malade, son numéro en main, se présente au médecin qui l'a vu la première fois ; les médicaments sont délivrés *gratis*. Cette méthode simple et facile, unie à la création de praticiens exclusivement chargés de la consultation, assure aux malades externes des soins réels et efficaces.

---

(1) Ces quinze hôpitaux sont la source des statistiques personnelles que j'exposerai à la fin de cette thèse.

Les élèves, en 1859, étaient au nombre de 300, partagés en panseurs (*dressers*), aides de clinique, d'accouchements, d'autopsie, rapporteurs et élèves libres. La hiérarchie commence aux rapporteurs, qui ont pour fonctions de prendre les observations sur des registres que la maison conserve. Les panseurs correspondent à nos externes en chirurgie, et sont au nombre de 4 par chirurgien en chef et de 2 par chirurgien assistant; les aides correspondent à nos externes en médecine, sauf l'aide spécial d'autopsie, que nous ne possédons pas; l'interne (*house surgeon*) est un intermédiaire entre les élèves et les chefs; à Guy, il est choisi par le conseil, pour six mois, parmi les meilleurs élèves possédant le titre de M. R. C. S.; il n'est attaché à aucun chef en particulier, il est logé et nourri. Un panseur, un aide de clinique et un aide d'accouchements, demeurent aussi dans la maison pendant huit jours consécutifs, et sont tenus de faire les gardes; ils sont nommés pendant trois mois, de façon à permettre à un plus grand nombre d'élèves de jouir des mêmes avantages. A la fin de l'année scolaire, des prix et des honneurs sont accordés (1).

L'hôpital de Guy possède un magasin d'instruments et d'appareils et un musée : le premier est peut-être ce que l'on peut désirer de mieux garni et de mieux tenu de la part d'une administration privée; cette collection est plus particulière aux fractures, déformations, pieds bots, résections articulaires, etc. Un employé spécial et intelligent y est attaché, qui, sur l'indication des chefs ou de l'interne, modifie ou construit un appareil, une attelle, en quelques in-

____

(1) Ces récompenses sont données annuellement au concours, dans tous les hôpitaux, sur les diverses branches de l'enseignement. Les suivantes, à Saint-Barthélemy, etc., spéciales aux mœurs anglaises, méritent d'être notées : 1° prix au meilleur essai sur « l'autorité dérivée des saintes Écritures en faveur des études médicales et chirurgicales;» 2° prix au meilleur examen subi sur l'ouvrage de l'évêque Butler, intitulé : *Analogie de la religion naturelle et de la religion révélée.*

stants. Que de systèmes simples et ingénieux n'y ai-je pas vus, destinés à favoriser le pansement, à éviter les mouvements et les douleurs, à immobiliser une articulation, un membre, sans fatigue ni lassitude pour le malade, à obtenir tel relief, tel angle approprié, le grand point souvent en chirurgie! Le musée, sans être comparable, pour l'étendue, avec la fameuse collection de Hunter, du Collége des chirurgiens, est remarquable par une série de pièces en cire représentant les dermatoses et tumeurs. Des catalogues imprimés et en bon état pendent de tous côtés, à la disposition du visiteur, qui, en quelques instants, y trouve l'histoire succincte de chaque pièce. Je ne dirai rien des huit ou dix cours sur les diverses branches de la médecine et de la chirurgie, ni de la salle de dissection.

Dans plusieurs hôpitaux, il est une coutume digne d'éloges. Une fois par semaine à Saint-Georges, les chirurgiens où les médecins se réunissent à l'amphithéâtre et y discutent, en présence des élèves, les cas difficiles de leurs services respectifs et la convenance des opérations non urgentes. Les efforts les plus louables, m'a-t-on assuré, y sont faits pour obtenir un vote unanime. Quel avantage pour les malades et les élèves! Il en découle, pour tout l'hôpital, une pratique uniforme qui a facilité mes observations. Les opérations, à moins d'urgence, se remettent à un jour déterminé, le mardi à Guy. Tout le personnel chirurgical de l'hôpital se rassemble alors à l'amphithéâtre, partagé en deux parties : l'une, supérieure, pour les élèves libres, qui s'y tiennent debout et silencieux ; l'autre, inférieure, pour les chirurgiens et panseurs. L'espace où est le patient est réservé à l'opérateur, à ses aides actifs, et à l'interne qui tient le chloroforme. Ceux-ci prennent de grandes précautions pour permettre aux spectateurs de bien voir. Le règlement non-seulement est inscrit sur les murs, mais s'observe fidèlement dans la majorité des hôpitaux. Souvent il m'est arrivé de ne pouvoir me glisser dans l'espace réservé, malgré ma qualité de visiteur étranger, très-considérée chez nos voisins d'outre-Manche. Qu'on me permette quelques détails sur la chloroformisation, qui éveille également l'intérêt sur les bords de la Tamise.

CHLOROFORMISATION. — Ni l'opérateur ni tout autre chirurgien en chef ne semble à Londres croire sa responsabilité engagée dans cette opération. L'interne en chirurgie de l'hôpital est seul chargé de la direction, de l'administration et de la surveillance. Dans quelques hôpitaux, le patient est couché dans une chambre particulière, sur un lit recouvert d'une forte toile dont les bords canaliculés reçoivent à volonté deux bâtons parallèles qu'on maintient ensuite à distance et qui improvisent un brancard, sans le moindre embarras. L'interne, assisté de deux panseurs, pratique la chloroformisation loin de l'amphithéâtre et y fait transporter le sujet, lorsqu'il le juge suffisamment anesthésié. Dans un plus grand nombre d'hôpitaux, cette opération préalable se fait sur la table même, en présence des élèves. L'opérateur reste à l'écart, n'intervient nullement (à moins sans doute qu'il ne survienne quelque accident imprévu, ce que je n'ai jamais vu), et commence lorsque la personne exclusivement occupée du chloroforme lui en donne le signal (1).

Voici quelques-uns des procédés usités : 1° A l'hôpital de King's College, l'appareil se compose d'une partie qui s'applique sur le nez et la bouche, d'un long tube et d'un récipient ; c'est à peu près l'ancien appareil à éthérisation. 2° A Saint-Thomas, c'est un instrument plus simple, constitué par un segment de cube creux dont la section oblique s'applique sur la bouche et le nez. La face supérieure est percée d'une ouverture et munie d'une soupape en caoutchouc vulcanisé pour l'expiration. La face antérieure offre une autre ouverture fermée par un grillage et une soupape s'ouvrant dans l'inspiration ; un petit réservoir cubique en métal, de 3 centimètres, est annexé à cette face ; il est rempli de papier brouillard et présente en haut un petit entonnoir par lequel se verse le chloroforme, et en

____

(1) A Édimbourg, Syme dirigeait personnellement la conduite de son aide.

avant une large ouverture circulaire ou prise d'air garnie d'un grillage ; 3° à Guy, on se sert d'une compresse de *lint*, pliée en double, assez grande pour cacher la moitié de la figure. Un morceau de taffetas gommé recouvre sa face externe, se replie sur le bord supérieur, et revêt le quart supérieur de sa face interne ; 4° à Saint-Barthélemy, à l'Université, c'est une compresse ordinaire pliée.

Le patient est chloroformisé habituellement couché et par exception assis. Une compresse est jetée sur les yeux au début. A Saint-Barthélemy, on enduit la figure d'huile, pour éviter l'action irritante des vapeurs ou du liquide. Le cou, la poitrine et le ventre, sont débarrassés de tous liens ou vêtements serrés, mais ne sont pas découverts (à moins que l'opération ne porte sur ces régions), ni examinés par conséquent. Le pouls est en quelque sorte le seul guide de l'action du chloroforme et de l'état des fonctions. L'administration se fait très-lentement et progressivement ; une éprouvette à pied, de la capacité de 15 grammes environ, limite, ou du moins indique, la quantité employée ; cette dose est presque toujours insuffisante.

Ces usages sont-ils légitimés ? Malgré le titre habituel, M. R. C. S., de l'interne en chirurgie, et l'expérience qu'il acquiert rapidement en se chargeant de toutes les administrations de chloroforme faites dans l'hôpital, je crois que la surveillance directe de l'opérateur serait plus convenable. Il est vrai que celui-ci, débarrassé de cette préoccupation, opère dans des conditions meilleures. L'usage du chloroforme, loin de la table d'amphithéâtre, a des avantages pour le moral du patient, mais des inconvénients : perte de temps, nécessité de donner une plus haute dose, etc. J'aime peu les appareils ; et je pense que l'instrument le plus précis, le plus sûr, est certainement un chirurgien intelligent. De l'œil, il suit et apprécie les mouvements du creux sus-claviculaire, du thorax et du diaphragme ; et, placé à la gauche du malade, d'une main, il observe le pouls, et de l'autre, approche ou éloigne la compresse simple ; il dose ainsi la quantité de vapeur et d'air répondant à l'idiosyncrasie actuelle et aux phénomènes qu'il prévoit trente ou soixante secondes d'avance, et que tout à l'heure il n'aura plus directement sous sa dépendance. Je ne préconiserais donc pas les appareils ci-dessus, ni ceux du Dr Snow et de Gibson, décrits dans *Druitt's vade mecum*. Cependant l'instrument de Saint-Thomas est d'un petit volume et d'une manœuvre facile, et la compresse de Guy réunit aux avantages du procédé généralement adopté dans nos hôpitaux celui de protéger la figure du patient et de diminuer les pertes de chloroforme (1). Une objection plus sérieuse à la conduite des Anglais, c'est qu'ils négligent trop d'examiner les agents extérieurs de la respiration. En effet, il est prouvé que, chez les animaux morts par le chloroforme, les mouvements respiratoires cessent avant les contractions du cœur, et que la circulation est la fonction qui persiste la dernière (2). En voilant le thorax et l'épigastre, ils se privent volontairement des éléments d'appréciation les plus certains.

Hygiène des hôpitaux. — Les bâtiments sont ordinairement élevés et à l'aise, entourés de terrains libres ou plantés d'arbres; l'hôpital Saint-Barthélemy, perdu au sein de la cité, ne fait pas exception. Les services de chirurgie et de syphilis sont souvent placés, les accidents au rez-de-chaussée, le reste à l'étage supérieur, tandis que l'étage moyen est occupé par la médecine. Il semble que le but

---

(1) Les appareils à chloroformisation conservent des partisans; leur aspect satisfait les familles, ils sauvegardent la responsabilité du médecin dans la pratique civile. Quelques praticiens ne savent se défendre d'employer un instrument qui dose, agit de lui-même et épargne quelques-unes de leurs préoccupations. Le plus ingénieux et le plus rationnel est certainement celui de M. Duroy, chimiste bien connu, et pharmacien à Paris; il a reçu la sanction d'autorités compétentes.

(2) Rapport de M. Ludger Lallemand, *Expériences instituées sur les moyens à employer contre les accidents déterminés par les inhalations du chloroforme*; Paris, 1855.

soit d'offrir un prompt soulagement aux blessés urgents, et de reléguer les autres en un lieu d'où les miasmes se dégagent plus facilement sans traverser les salles intermédiaires.

L'isolement des malades spéciaux est une autre condition favorable à l'hygiène physique et morale ; nous en avons dit quelques mots ; ajoutons qu'à l'hôpital de Londres, des salles sont consacrées exclusivement aux opérés, et des chambres à un lit aux individus bruyants ou en délire, capables d'incommoder les voisins.

Lorsqu'un étranger, familiarisé avec nos hôpitaux, pénètre dans une salle de chirurgie en Angleterre, sa première impression est l'étonnement ; il a peine à se croire dans l'un de ces asiles dont l'idée semble inséparable de celle d'exhalaisons méphitiques. L'atmosphère est presque irréprochable (dans la généralité des cas), et ne serait taxée d'impure que par une sensibilité peu médicale. Ces salles, éclairées à peu près comme celles de Lariboisière, moins élevées, paraissent cependant plus grandes ; cela tient à l'absence totale de rideaux, ou à l'existence d'un rideau léger, de 1 mètre 50 de hauteur, pendu à une tringle demi-circulaire fixée au mur, et susceptible de protéger le chevet du lit, c'est-à-dire ce qui est rigoureusement nécessaire au malade pour éviter les regards dans l'occasion.

J'insisterai sur les dispositions de quelques hôpitaux, tels que ceux de Londres, de Saint-Barthélemy, qui, construits depuis longtemps, font encore école. L'hôpital de Londres se compose de bâtiments parallélogrammes. Chaque étage offre à ses extrémités les chambres accessoires, et au milieu, une large salle à manger, où séjournent les malades non alités ; les deux espaces libres sont divisés par un mur longitudinal. Il existe donc en tout quatre salles, chacune de 12 à 14 lits, espacés de 3 à 4 mètres et demi, desservies par quatre infirmières et une surveillante (*sister*). Les parquets sont en bois non ciré, et lavés fréquemment avec la plus grande exactitude ; à chaque étage, on rencontre des garde-robes à l'anglaise, bien entretenues et inodores, comme dans les maisons particulières, et un cabinet, où des cuvettes comfortables et de l'eau à discrétion favorisent les soins de toilette, qui sont impérieusement exigés.

La literie, l'un des points les plus importants de l'hygiène, mérite toute notre attention. Les lits sont d'une extrême simplicité, en fer, et s'élèvent à 45 centimètres du sol, et à 70 au maximum, en comptant les accessoires ; ils sont moins longs et moins larges que les nôtres, toutefois les malades y sont à l'aise ; le fond en est constitué par une forte toile sanglée au cadre, ou tendue sur des ressorts très-doux. A l'hôpital de Londres, une paillasse de 13 centimètres d'épaisseur, un maigre traversin, quelquefois un petit oreiller, enfin des draps et des couvertures, complètent la literie des malades ordinaires. A leur entrée, ils sont peu satisfaits d'une telle rusticité, mais, dès le lendemain, les femmes elles-mêmes avouent s'être bien trouvées de cette nouveauté, s'en étonnent, et ne s'en plaignent plus. Lorsqu'une immobilité complète des membres inférieurs, comme dans les fractures, ou un décubitus dorsal prolongé sont nécessaires, on substitue le matelas de crin à bords carrés, épais de 8 à 9 centimètres. Je n'ai pas vu, dans les salles de chirurgie de l'hôpital de Londres, un seul patient possédant à la fois paillasse et matelas ; cependant on m'a montré des lits de plume, réservés pour je ne sais quels cas ; ces matelas de crin ou de paille ne ressemblent pas aux nôtres, mais à de vastes coussins d'une consistance uniforme. Je fus surpris d'une simplicité aussi lacédémonienne adoptée en vue non de l'économie, mais d'une hygiène incontestable.

Les lits employés dans la salle d'accidents de cet établissement sont: 1° celui que j'ai décrit à fonds de toile; son tiers antérieur présente une double charnière, qui lui permet de s'élever plus ou moins, et de rendre inutile l'emploi d'un oreiller; 2° le lit à ressort, analogue à nos sommiers élastiques; 3° le lit à fractures, dont les parties essentielles sont deux cadres en bois, superposés et fermés chacun par une toile; sur le cadre inférieur, repose un matelas de crin; le cadre supérieur et sa toile reçoivent le malade; celle-ci est fendue transversalement au niveau du siége ; à l'aide d'une manivelle, elle s'élève à volonté, continuant à supporter le patient. Inutile d'indiquer les usages de ce système simple et commode. 4° Le lit brisé ; il est muni, dans sa moitié postérieure , de trois doubles articulations transversales , qui transforment au besoin cette partie en un double plan incliné. La longueur des plans, les angles varient , et deux semelles verticales en métal supportent les pieds du blessé. 5° Le lit d'eau : c'est une longue caisse en bois , pleine d'eau distillée , et couverte d'une toile en caoutchouc. Lorsque l'eau vient d'être introduite , on fait le vide à sa surface, et la toile s'adapte exactement au liquide. Tous ces systèmes réalisent les indications formelles de certains cas chirurgicaux, et ne sont pas plus embarrassants que nos lits ordinaires. Une expérience prolongée a prononcé en leur faveur, soit à l'hôpital de Londres, soit dans les autres. Le lit d'eau seul n'est pas aussi satisfaisant ; il paraît communiquer un peu d'humidité, et n'obtient pas la sanction de tous les malades.

A Londres , à Édimbourg, à Glascow, ce passage du règlement, affiché dans les salles, est fidèlement exécuté : « Tous les articles de pansement devront être immédiatement transportés au dehors, dans un endroit spécifié ; les cataplasmes, charpies et linges trop sales , seront brûlés de suite. » La plus légère infraction des infirmières à cette règle est sévèrement punie. Nous verrons plus tard combien les Anglais s'efforcent de ne faire servir ces objets qu'une seule fois.

Aucun élève ne tient de cahier ; une pancarte, quelquefois deux , l'une pour le régime, l'autre pour les médicaments, sont suspendues à la tête des lits, et reçoivent les prescriptions et l'observation succincte.

La ventilation dans les hôpitaux de Londres est naturelle, et confiée exclusivement au talent de l'architecte. Dans chaque salle est une cheminée, haute et large, comme celles du moyen âge, où règne constamment un excellent feu de charbon de terre, dont la grille s'élève à 1 mètre environ du sol; il en résulte que le tirage porte sur une hauteur qui atteint la tête d'un individu. C'est l'unique moyen de chauffage universellement adopté. En outre, des ouvertures assez grandes dans les planchers laissent entrer l'air frais; d'autres plus petites dans les plafonds font échapper l'air vicié et échauffé. Les tuyaux efférents se réunissent en deux ou trois cylindres susceptibles d'être échauffés, et qui se coudent brusquement à leur extrémité. Cette partie terminale tourne comme une girouette, et présente un orifice béant au côté opposé à la source du vent. J'ai remarqué cette disposition à Saint-Thomas. Ailleurs une bouche munie d'une porte met en communication le tuyau de la cheminée avec les régions supérieures de la salle; on la ferme lorsqu'il y a du feu.

Les hôpitaux de Paris sont différents sous ces rapports; les anciens ont pour moyen d'aération les fentes laissées par les fenêtres et portes, et quelquefois des ouvertures insuffisantes percées dans le mur; les nouveaux possèdent des appareils de ventilation artificielle très-couteux. Le chauffage se fait à l'aide de calorifères situés dans les caves, ou par la circulation, toujours dangereuse, d'eau chaude; ou par l'intermédiaire de l'air lui-même qui traverse préalablement des étuves. L'air vicié ne s'échappe qu'avec difficulté, ou bien par un *vis a tergo* artificiel. Or les hygiénistes enseignent que les poêles et cheminées sont aussi utiles par la ventilation énorme qu'ils assurent que par leur calorique. Les premiers, disent-ils, donnent plus de chaleur, il est vrai, mais ne renouvellent pas l'atmosphère d'une chambre, comme les cheminées qui sont plus recommandables sous le rapport de la santé. Eh bien, ce précepte est entièrement négligé dans nos hôpitaux, et strictement suivi dans ceux de Londres. J'ajouterai en faveur des cheminées que, dans le bâtiment de gauche, à l'hôpital Necker, pendant que la machine injectait 80 mètres cubes d'air par heure et par malade, j'ai maintes fois constaté, l'année dernière, la persistance d'une odeur, dans la salle Saint-Pierre réservée à la chirurgie, plus forte que je ne l'ai trouvée à Londres (1). Notre literie complexe, la profusion des rideaux, le rapprochement des lits, contribuent aussi à cette différence, et j'espère mettre en lumière, dans le courant de cette étude, de nouvelles causes peu soupçonnées de viciation atmosphérique. D'ailleurs les bornes que je me suis imposées m'obligent à restreindre ce simple aperçu.

En résumé, les faits d'hygiène qui m'ont frappé davantage sont le petit nombre de malades pour chaque salle, le comfortable des annexes; la quantité d'infirmières, qui permet une attention plus grande; ces lits petits, garnis avec une apparente avarice; l'absence presque totale de rideaux, condition si opposée au séjour des miasmes; ces hautes cheminées à brasier permanent, et par-dessus tout, la très-faible altération de l'atmosphère. En présence de ces conditions, analogues à celles de nos maisons particulières, et qui font oublier les idées d'encombrement et d'infection, n'est-il pas permis, si l'hygiène dit vrai, de présumer que la mortalité sera diminuée?

Alimentation. — Je termine cette première partie par deux documents intéressants sur la nourriture. Le premier résume les rations maximum, non compris les extras accordés par les administrations; le second est un tableau affiché à l'hôpital Saint-Barthélemy. Plusieurs fois j'ai vérifié que les quantités indiquées sont données largement, et jamais je n'ai entendu un seul malade se plaindre à cet égard.

Ration complète et quotidienne dans quelques hôpitaux de Londres.

Hôpital de Londres. Pour les hommes, 6 onces de viande désos-

---

(1) J'ai constaté la même chose ces jours-ci à l'heure de la visite, tandis que la machine injectait 110 mètres cubes, et je persiste dans mon opinion.

sée, 8 onces de pommes de terre, 12 onces de pain, une pinte de bouillon, une pinte de porter; eau de gruau à volonté.

Hôpital Saint-Georges. 12 onces de viande, 6 onces de pommes de terre, 12 onces de pain de froment, 2 pintes de bière aux hommes, une pinte et demie aux femmes, une demi-pinte de lait, une pinte d'eau de gruau, 6 onces de beurre, 6 onces de sucre, un quart d'once de thé.

Hôpital de Guy. 6 onces de viande désossée avec pommes de terre, 14 onces de pain, une demi-pinte de bouillon les jours de viande bouillie, une pinte de forte soupe avec viande et légumes deux fois par semaine, une pinte de porter aux hommes, une demi-pinte aux femmes, 6 onces de beurre, gruau et orge à volonté.

Hôpital de l'Université. 6 onces de viande, 6 onces de pommes de terre, 12 onces de pain, une pinte d'eau de gruau, une pinte de lait remplacée trois fois par semaine par une pinte de bouillon gras ou de lait au riz.

Hôpital Saint-Thomas. 8 onces de bœuf ou de mouton, 6 onces de pommes de terre ou autres légumes, 12 onces de pain, bouillon en plus certains jours, 2 pintes de bière aux hommes, une pinte aux femmes, trois quarts d'once de beurre, eau de gruau à discrétion. Quand le médecin ordonne du porter, on supprime la bière.

N. B. On sait que le thé est la boisson habituelle de l'Angleterre. Lorsqu'il n'est pas indiqué ci-dessus, les malades s'en fournissent eux-mêmes ainsi que de sucre. La bière et le porter sont regardés à la fois comme une boisson supplémentaire, et comme un aliment. On remarque d'ailleurs que l'eau de gruau, l'eau d'orge, etc., sont données plus ou moins à discrétion. Le beurre est un aliment presque indispensable aux Anglais; il est fourni à discrétion, sauf à Saint-Georges. Je dois signaler, en sus de ces rations, les suppléments de toutes sortes, surtout en porter et en bière, accordés avec la plus grande largesse sur la simple commande du médecin ou du chirurgien.

Tableau administratif du régime des malades à l'hôpital Saint-Barthélemy.

REPAS.	RATION COMPLÈTE.	DEMI-RATION.	DIÈTE AU BOUILLON.	DIÈTE LACTÉE.	DIÈTE ABSOLUE
Déjeuner. . .	1 pinte de potage au lait (hom.). 1 pinte de thé (femmes). Pain et beurre.	1 pinte de potage au lait (hom.). 1 pinte de thé (femmes). Pain et beurre.	1 pinte de potage au lait (hom.). 1 pinte de thé (femmes).	1 pinte de potage au lait (hom.). 1 pinte de thé (femmes).	Pain.
Diner.	$\frac{1}{4}$ livre de viande préparée. $\frac{1}{2}$ livre de pommes de terre. Pain et beurre.	$\frac{1}{4}$ livre de viande préparée. $\frac{1}{4}$ livre de pommes de terre. Pain et beurre.	1 pinte et demie de bouillon. 6 onces de pommes de terre écrasées. Pain.	1 pinte et demie de lait, ou 1 pinte de lait avec arrow-root, riz ou sagou. Pain.	Gruau ou orge, selon l'ordonnance du chirurgien.
Thé (femmes).	1 pinte de thé. Pain et beurre.	1 pinte de thé. Pain et beurre.	1 pinte de thé. Pain et beurre.	1 pinte de thé. Pain et beurre.	
Souper (hom).	Bière. Pain et beurre.	Bière. Pain et beurre.	Gruau. Pain et beurre.	Gruau. Pain et beurre.	
RATION JOURNALIÈRE de chaque patient.	1 pinte de potage au lait (hom.). 2 pintes de thé (femmes). 14 onces de pain. $\frac{1}{4}$ livre de viande préparée. $\frac{1}{2}$ livre de pommes de terre. 2 pintes de bière (hommes). 1 pinte de bière (femmes). 1 once de beurre.	1 pinte de potage au lait (hom.). 2 pintes de thé (femmes). 12 onces de pain. $\frac{1}{4}$ livre de viande préparée. $\frac{1}{2}$ livre de pommes de terre. 1 pinte de bière. $\frac{5}{4}$ once de beurre.	1 pinte de potage au lait (hom.). 2 pintes de thé (femmes). 12 onces de pain. 1 pinte et demie de bouillon. 6 onces de pommes de terre. $\frac{5}{4}$ once de beurre. Gruau.	1 pinte de potage au lait (hom.). 2 pintes de thé (femmes). 12 onces de pain. 1 pinte et demie de lait, ou 1 pinte de lait avec arrow-root, riz ou sagou. $\frac{5}{4}$ once de beurre. Gruau.	Pain. Gruau ou orge.

Nota. 1º Les enfants au-dessous de 9 ans reçoivent demi-ration. — 2º Extras à ordonner de préférence : côtelette de mouton, beefsteaks, bœuf pour thé de bœuf, poissons, œufs, pudding, gelée, porter, ale, vin et eau-de-vie. — 3º Chaque malade entrant est mis à la diète lactée, jusqu'à ce que le chirurgien ou médecin ait désigné la diète appropriée.

DEUXIÈME PARTIE.

DES PANSEMENTS EN ANGLETERRE.

Les pansements forment une branche de la chirurgie vaste et important, mais ingrate. Le caractère spécial qu'ils offrent en Angleterre est, chose étrange, généralement ignoré ou mal connu de la masse de nos praticiens. Cette question, trop modeste, n'a pas occupé nos sociétés savantes, ni suffisamment fixé l'attention du médecin touriste, le seul capable de se charger de sa description. Les difficultés inhérentes à ma qualité d'étranger, et la brièveté forcée de mes visites dans les hôpitaux, la désignaient de préférence à mes recherches.

Les pansements sont loin d'avoir atteint de suite la perfection actuelle ; une foule de drogues et d'accessoires, préconisés par un empirisme aveugle, mirent longtemps obstacle à la méthode raisonnée. César Magatus, chirurgien italien du commencement de ce siècle, l'un des premiers, s'éleva contre la pratique du moyen âge. Boccacius, cinquante ans plus tard, reprit les idées de son compatriote ; il répudiait toutes espèces de matières grasses. Percival Pott signala les ressources puissantes de la nature. Les travaux de John Hunter ne tardèrent pas à mettre en lumière sa pensée ; enfin A. Cooper, Liston, MM. Syme, Matcarney, introduisirent progressivement le mode actuel de pansement en Angleterre, qui se réume en un mot : simplicité.

En 1840, Liston, de l'hôpital de l'Université, écrivait les lignes suivantes dans la 3ᵉ édition de sa *Médecine opératoire* : « Une sorte de routine préside au traitement des plaies ; elles sont pansées sans désemparer, et leurs bords, ramenés au contact, sont maintenus par divers moyens, comme sutures, emplâtres, compresses et

bandes ; elles sont soigneusement enveloppées, et dérobées aux regards pendant un certain nombre de jours. Alors ces morceaux de
linge, de coton, de flanelle , ces plumasseaux chargés de baumes et
d'onguents, ces emplâtres, sont enlevés, imprégnés d'exhalations
putrides, imbibés de sang et de matière purulente ; on apporte un
vase; une éponge, d'une propreté douteuse, inonde d'eau la partie
si délicate ; le liquide est exprimé , essuyé, et l'on superpose de
nouveau le bandage contentif, l'emplâtre, la graisse mêlée ou non
de poudre siccative, le chanvre et la charpie propres à absorber les
produits sécrétés. Cette besogne n'est pas exempte de douleurs, qui
souvent sont plus intenses que celles de l'accident ou de l'opération ; elle se renouvelle chaque jour. Le patient est entretenu dans
un état de surexcitation, et ne tarde pas, épuisé par la souffrance, la
suppuration et la fièvre hectique, à s'éteindre, trop fréquemment
la victime d'une conduite aussi irrationnelle..... Ce système est déplorable ; ces applications sont sales et abominables, ces procédés
révoltent la nature et le sens commun. La plaie est littéralement
mise à la torture. Une activité artificielle, dépassant ses forces et ses
besoins, lui est imposée ; la réunion est entravée, suspendue et
ajournée indéfiniment ; une suppuration abondante succède, et la
guérison, qnand elle a lieu, est longue et laborieuse. » L'auteur est
conduit à rejeter tout ce qui complique et prolonge le pansement,
à renoncer à la charpie effilée ou râpée, et à n'employer les sutures,
les bandelettes agglutinatives et les bandes, qu'à la dernière extrémité. Jusqu'à la fin de ses jours, Liston, dans sa pratique civile et
publique, est resté fidèle à ses principes , et s'en est félicité.

Or tout Londres, Édimbourg et l'Angleterre, autant que je puis
en juger, ont pensé et progressé avec lui. Quelle opposition chez
nous ! La simplicité est indiquée en quelques lignes dans nos traités ;
on la cherche dans quelques services exceptionnels ; les malades, les
salles, les visites, attestent son abandon. Chaque matin le chirurgien, accompagné de trois ou quatre aides indispensables, séjourne
un temps infini auprès d'un ou de plusieurs lits. Il est condamné à

détacher minutieusement, une à une, avec les pinces à anneaux, toutes les pièces du pansement souillées; «à perdre au moins un quart d'heure à nettoyer convenablement un moignon d'amputation, lorsqu'il fait usage de cérat» (1); à disposer dans la profondeur, à la surface, dessus, dessous, à l'entour, des masses énormes de charpie; à superposer des compresses, des bandes; à ajouter une ou plusieurs alèzes; à soulever, attirer, remuer l'infortuné patient, qui n'en peut mais. L'aspect de ces pansements, l'atmosphère des salles, deviennent une épreuve à laquelle ne résistent pas toujours les étudiants novices. Dans les hôpitaux de Londres, il n'en est pas ainsi : le visiteur circule impunément sans que ses narines en soient incommodées; rien ne choque son regard et sa sensibilité; il rencontre à peine des suppurations abondantes et fétides; il n'assiste à aucun pansement pénible pour le patient, les chirurgiens et les assistants; il n'entend pas les malades, d'un accord unanime, redouter l'heure de la visite; il se croit dans un dortoir de collége modèle.

ARTICLE Ier.

Plaies récentes.

La division en plaies par instruments tranchants, par instruments piquants, par arrachement et plaies contuses, est adoptée en Angleterre. Les plaies par instruments piquants sont en général bénignes, et réclament à peine un traitement suivi; les pansements des brûlures diffèrent peu des nôtres; les ulcères forment un chapitre distinct, que j'ajourne à une autre époque; les plaies par instruments tranchants et les contuses seront donc le seul objet de cette description. Les premières nous occuperont de suite.

---

(1) Denonvilliers, Société de chirurgie, séance du 24 novembre 1855.

M. Paget, chirurgien-assistant à l'hôpital Saint-Barthélemy, décrit quatre modes de guérison des plaies :

1° L'adhésion primitive a lieu par simple accolement des lèvres sans épanchement de matière adhésive, et ne laisse aucune trace de cicatrice ; elle se rencontre aux mains, après de légères coupures, plus rarement au sein, après l'ablation des mamelles, et au cuir chevelu. J'avoue ne pas comprendre une restauration qui s'opère sans la moindre exhalation plastique.

2° La réunion par première intention ou par inflammation adhésive de Hunter. Il y a épanchement de lymphe, organisation en fibres celluleuses, et anastomose réciproque de bouquets vasculaires qui naissent des capillaires intacts les plus superficiels de la plaie. La cicatrice est nulle ou linéaire.

3° La réunion à l'abri de l'air, sous une plaque protectrice, est rapide. La plaie se recouvre de sang desséché, au-dessous duquel une mince nappe de lymphe se dépose, s'organise ; l'épiderme formé, la croûte tombe. Ce procédé, commun chez les animaux, est rare chez l'homme.

4° La réunion après suppuration comprend deux temps : l'état granuleux et la guérison. Entre les lèvres, se forme une couche composée profondément de tissu fibro-plastique, au-dessus de cellules, superficiellement de globules purulents, c'est-à-dire de pus. La surface est hérissée de saillies petites, coniques et vermeilles (membrane pyogénique) ; elles sont sujettes à de nombreuses altérations par excès ou insuffisance de vitalité. Les maintenir dans cet état réellement physiologique, et se reposer sur la nature, résume l'art de panser les plaies qui ont échoué par le premier et le second mode. La guérison procède par adhésion secondaire (Paget) ou par cicatrisation proprement dite. Dans le premier cas, les surfaces granuleuses sont affrontées, et contractent des adhérences solides ; dans le second, les granulations se multiplient, comblent la cavité, et diminuent la distance entre les lèvres ; les liquides infiltrés dans le voisinage se résorbent ; les bords sont attirés vers le centre, et se

mettent de niveau avec la surface ; une pellicule mince et bleuâtre
apparaît ; la cicatrice succède.

L'analogie, sinon l'identité des deux premiers modes, permet de
les confondre, en pratique, sous une même dénomination ; la troisième est très-rare. Je n'adopterai donc, dans le cours de cette
étude, que trois modes de réunion des plaies : 1° la réunion immédiate, primitive ou par première intention , sans suppuration ; 2° la
réunion immédiate secondaire, avec suppuration et par adhésion de
surface granuleuse ; 3° la réunion avec suppuration et cicatrisation
à plat , dite *par seconde intention*, ainsi que la précédente.

Réunion par première intention. Le but du praticien est de guérir
et de rendre le blessé à sa famille et à ses occupations dans le plus
bref délai ; il est appelé à choisir le mode le plus sûr et le plus ex-
péditif, celui qu'il prendrait pour son propre compte. Or l'observation nous indique deux genres principaux de guérison : l'un ,
simple, réclame d'un à trois jours ; l'autre, laborieux., exige quelquefois dix à vingt jours, et d'autres fois se prolonge indéfiniment.
Tous deux ont leurs avantages, tous deux offrent des dangers et
déterminent la mort. En Italie, dans les Iles Britanniques, le premier est universellement préféré, sauf à recourir au second en cas
d'échec : « Cette conduite, dit Samuel Cooper, fait honneur à la chirurgie anglaise, qui nulle part ne démontre mieux sa supériorité. »
Roux, à son voyage en Angleterre, en 1814, s'étonnait d'une pratique aussi généralement répandue. En France, et particulièrement
à Paris, les idées sont moins favorables à ce système ; nos traités
signalent l'union immédiate comme une espérance souvent déçue,
glissent sur ses avantages, et s'appesantissent sur ses inconvénients ;
l'enseignement clinique lui consacre une place étroite, et la pratique, il faut l'avouer, prête au découragement. Cependant la réunion par première intention est dans la logique : chez les animaux,
elle a lieu facilement, sans pansement, sans soins généraux, sans
repos de la partie. Comment se ferait-il que la nature obtînt à si

peu de frais chez eux ce que les efforts combinés de la science et de l'art n'atteignent pas chez nous? L'homme et l'animal ne diffèrent que par le moral; la plasticité du sang des mammifères est la même. L'harmonie et la sensibilité exquise de notre système nerveux ont une grande importance, mais il reste encore un vide dans l'esprit, c'est cet inconnu qu'il s'agirait de découvrir : n'aurait-il pas sa source dans notre zèle même à hâter la cure, dans l'intervention trop fréquente de l'art? Pourquoi ne pas imiter la Providence dans la guérison des animaux, c'est-à-dire simplifier nos procédés et nous confier davantage aux ressources de l'organisme? Les accidents, redoutés à juste raison, ne seraient-ils pas favorisés par nos moyens routiniers et nos manœuvres pour les prévenir? La rareté de nos réunions immédiates ne résulte-t-elle pas de la rareté de nos tentatives? Les Anglais le pensent et nous en accusent avec ténacité; ils font tout converger vers ce but; les efforts, les précautions les plus minutieuses, et en même temps les plus simples, sont mis en œuvre; leurs auteurs insistent sur les conditions du succès, et prétendent que les échecs tiennent souvent à la négligence ou à l'oubli de leurs préceptes; les praticiens ont confiance dans la méthode et obtiennent des réunions vraiment inespérés. De même, il y a peu d'années, on condamnait une jambe ou un bras, qu'une pratique sévère et confiante conserve aujourd'hui. Sur une même quantité de blessés, j'ai certainement vu à *Londres* plus de plaies accidentelles et chirurgicales guéries en peu de jours qu'il ne m'a été permis d'en constater à *Paris...* Le climat, le génie épidémique et la constitution des sujets en sont cause, dira-t-on.—Rien ne démontre cette supposition, et tout donne à penser au contraire que la conduite sage et réservée des Anglais en est essentiellement la source. J'espère faire partager ma croyance avant la fin de ce travail. Pourquoi y renoncer d'ailleurs? Ou la réunion réussit, ou elle est partielle, ou elle échoue totalement : dans le deuxième cas, c'est autant de gagné; dans le dernier, on n'a perdu que deux ou trois jours, le malade ne court pas plus de risque, et les conditions restent les mêmes.

Quelques chirurgiens français n'admettent pas ces faits : 1° Si la réunion, disent-ils, a lieu dans toute l'étendue, ce qui est rare, l'inflammation se développe, et un vaste dépôt purulent se forme ; le pus s'infiltre dans les interstices celluleux, ou, pressant du dedans en dehors sur les parties profondes de la plaie, les force à s'écarter ; 2° si la réunion est partielle, ce qui est fréquent, un espace irrégulier, sinueux, coupé par des adhérences, s'interpose entre les surfaces où les liquides sécrétés ultérieurement circuleront avec difficulté ; 3° les moyens employés pour la réunion gênent le gonflement, et amènent une tension douloureuse, de l'étranglement, une réaction générale et locale plus prononcée : d'où vaste suppuration, fusées purulentes, gangrène, etc. Les trois objections se résument à ceci : le pansement en vue de la réunion immédiate met obstacle au libre développement de l'inflammation, rend ses conséquences plus sérieuses, et nuit à la formation de la membrane pyogénique.

Mais : 1° L'inflammation n'est pas l'entrave la plus commune à la réunion ; la débilitation du sujet, dans les amputations pathologiques par exemple, est une cause non moins fréquente : dans ce cas, la phlegmasie est peu à craindre, et lorsqu'au troisième jour l'adhésion a échoué, la sécrétion purulente est peu avancée. 2° Une inflammation sérieuse, chez les sujets bien constitués, n'est pas de règle ; j'ai vu à Londres quantité de plaies de grande dimension demeurer sans douleur, ni gonflement, ni étranglement ; la tension au niveau des sutures n'était pas elle-même constante, ou bien ces phénomènes cédaient le plus souvent avec rapidité aux moyens habituels. 3° On ménage une libre issue aux liquides en laissant à découvert et exempts de bandelettes ou de sutures les angles de la plaie, spécialement le plus déclive, par lequel passent les fils à ligature. 4° Il est toujours temps, si l'état local ou général inspire des inquiétudes, d'enlever une suture, ou de rompre les adhérences avec un instrument quelconque. 5° Le mode de pansement usité en France justifie eu effet une partie des objections ; il s'oppose à la surveillance, et, derrière ces voiles épais, les phénomènes passent inaperçus et prennent avec rapidité de vastes proportions. Par la simplicité du pansement anglaïs, l'examen se pratique à toute heure, sans nuire au travail adhésif, sans déranger le patient. L'interne ou l'infirmier est averti de la moindre modification locale, et l'application variée et opportune du traitement prophylactique ou curatif est faite avec une facilité et une efficacité réelles. 6° Un autre défaut, évité en Angleterre, existe dans le pansement français : la compression, inséparable de bandelettes multiples et serrées, de charpie volumineuse, de bandes, etc., repousse en arrière la ligne de contact des deux lèvres, et produit fatalement l'écartement des surfaces profondes : de là cette cavité béante pour recevoir les liquides, cette union des lèvres aux dépens des parties sous-jacentes qui prédispose aux accidents objectés.

Pelletan a reproché à la réunion immédiate de provoquer l'hémorrhagie consécutive intérieure ou extérieure. Ce n'est pas l'adhésion qu'il faut accuser, mais, encore une fois, notre pansement, qui échauffe la partie, attire le sang en excès, et favorise le *raptus hemorrhagicus*. Nous décrirons plus loin une pratique anglaise qui diminue des deux tiers peut-être les chances d'hémorrhagie après une opération ou un accident. Je négligerai l'accusation formulée contre le pansement en vue de la réunion immédiate, de prédisposer aux phlébites, infections purulentes et érysipèles ; l'observation en a fait justice.

Donc, avec les chirurgiens italiens et anglais, avec Richerand, A. Dubois, M. le professeur Nélaton, etc., je pense que les tentatives de réunion immédiate ne doivent pas être rejetées dans la crainte d'une perte de deux ou trois jours assez insignifiante et d'accidents exceptionnels que des soins appropriés préviennent habituellement. Assalini voulait que toutes les blessures par instruments tranchants fussent, sans exception, réunies par première intention ; Astley Cooper y comprenait les plaies par armes à feu. Cette règle m'a paru générale aujourd'hui à Londres.

Il existe néanmoins des exceptions pour les cas suivants, ainsi : les incisions d'abcès chauds, diffus ou circonscrits, dont l'occlusion irait contre le but proposé et amènerait une récidive peut-être plus grave, ceci est sans controverse ; les ablations incomplètes de kyste sébacé, hydatique ou autres, dont la suppuration est nécessaire pour détruire les débris rebelles au bistouri ; les plaies renfermant un virus rabique, syphilitique ou autre ; les plaies contuses en général ; les plaies par arrachement, où cependant, en avivant et régularisant les lambeaux, et comptant sur l'élasticité des tissus, la réunion immédiate réussit quelquefois ; les plaies, dit Astley Cooper, dans lesquelles la perte de substance est trop considérable pour que les côtés puissent s'affronter sans un tiraillement exagéré des téguments. Il rapporte l'exemple suivant : «Un individu tombe sur un plat d'étain ; la plaie située à la face, jugée simple, fut pansée en vue de la réunion immédiate. Le blessé fut nourri d'aliments liquides, et la guérison terminée dans les dix jours ; mais, aux premières tentatives de mastication, les adhérences se détruisirent, et la salive suinta sur la joue. On s'aperçut que le canal de Sténon avait été intéressé, et la cicatrisation définitive n'eut lieu que long-temps après. »

Avant d'aller plus loin, je ferai une remarque. Dans la pratique, les succès tiennent moins au procédé (je ne dis pas à la méthode) qu'à la façon rigoureuse et intelligente de le mettre à exécution, et le choix du topique importe faiblement, tandis que le jour, l'heure, l'instant et le mode exact de son application sont d'une haute importance. Souvent les procédés les plus divers se remplacent, tandis que l'omission d'un détail, d'une précaution, renverse les doctrines les plus savamment édifiées, les résultats les plus légitimement attendus. Ainsi s'expliquent, comme je l'ai entendu énoncer à la Société médicale de Londres, les succès de quelques opérateurs, tandis que d'autres, non moins habiles, éprouvent des échecs répétés dans les mêmes circonstances et par les mêmes moyens. Mon rôle sera donc d'insister sur les principes, et de ne pas négliger les détails importants, bien que minutieux.

Lint. — Il est un mot anglais dont j'aurai à me servir souvent, et que j'expliquerai de suite. Il y a trois sortes de charpies : l'effilée, la râpée, et le *lint*. La première est d'un usage universel dans nos hôpitaux de Paris, tandis que la dernière est complétement délaissée. En Angleterre, c'est l'inverse. Le *lint*, ou charpie anglaise, est un tissu de lin ou de chanvre disposé en rouleaux, comme le sparadrap, dont on coupe des morceaux de la grandeur voulue ; il est plus ou moins épais, poreux, et se laisse parfaitement imbiber par les liquides ; la face qu'on applique sur la plaie est un peu tomenteuse, comme de la ouate, et l'autre est unie. J'adopterai à l'avenir le mot *lint*, afin d'éviter toute confusion avec la charpie effilée de France.

Les indications d'une plaie récente par instrument tranchant, traitées en vue de la réunion immédiate, sont d'arrêter l'écoulement de sang, d'éloigner tout corps étranger, d'affronter les bords et surfaces, de pratiquer le pansement, et de favoriser la réunion.

1. L'absence de tout écoulement sanguin est une condition *sine qua non* de la réunion immédiate ; ce qui tend à le prévenir offre donc une grande importance. Nous ne dirons rien de la pince ni du ténaculum anglais. La ligature s'applique aux artères ordinaires ; la mâchure et la torsion sont recommandées pour les artérioles et ont l'avantage de ne laisser dans la plaie aucun agent irritant. Les fils à ligature ne comprendront pas de fragments de muscles ou tendons, car leur chute serait retardée, et, agissant comme corps étrangers, ils ajouteraient aux chances d'inflammation. Les fils de soie de petit diamètre sont en général préférés ; un bout est coupé, l'autre est laissé libre. La recherche des artérioles se fait lentement,

minutieusement, en s'aidant d'une éponge. M. Erichsen projette ensuite sur la plaie béante deux ou trois bassins d'eau froide, en vue
de surprendre les capillaires, de susciter leur contraction, et d'arrêter le suintement : cette pratique me semble excellente, à la condition que la suivante succède.

Les plaies petites et de faible gravité se réunissent et se pansent
immédiatement ; dans les plaies sérieuses, et cette conduite est générale, on ajourne de une à quatre et six heures. Chez une femme
opérée d'un cancer du sein à l'hôpital de Middlesex, la plaie ne fut
pansée que dix heures après. Tantôt la surface béante demeure exposée au contact immédiat de l'air dans toute son étendue ; tantôt
l'on interpose entre ses lèvres un petit morceau de lint plié en
double, imbibé d'eau froide renouvelée en égouttant au-dessus une
éponge ; d'autres fois on jette sur le tout un large morceau de lint
mouillé. L'intention est de soumettre la plaie à l'influence du froid.
Cependant, si le suintement persiste, l'eau simple peut être remplacée par une solution astringente, comme le sulfate de zinc ; cette
conduite sage et prudente a encore pour but de surveiller le moindre
suintement sanguin, et de ne fermer la plaie qu'après une sécurité des mieux motivées. Pendant ce temps, le blessé repose tranquillement, revient de son émotion ou de la sédation due au chloroforme. Quelques stimulants sont administrés, l'eau-de-vie et
l'eau sucrée de préférence. La partie lésée est mise dans une position inclinée et facile. Peu à peu la circulation générale revient à
l'état normal, la circulation locale se rétablit, les artères de la plaie
battent avec énergie, la réaction commence. Les traités indiquent
qu'à ce moment, quatre à six heures après l'opération, la tendance
à l'hémorrhagie secondaire est très-grande, que les caillots des extrémités coupées des capillaires se déplacent aisément, et que les
endroits faibles ne tardent pas à donner issue au sang. Si la plaie
était fermée, le pansement terminé, surtout le pansement français,
cet écoulement renverserait toute possibilité de réunion immédiate.
Par le procédé anglais, le mal est de médiocre importance : l'interne
examine la plaie, recherche la nature et la source de l'hémorrhagie,

et pare au désordre ; il lie les artères dont la torsion s'est montrée insuffisante, il attend, s'il est nécessaire, car la réunion a grande chance de réussir s'il parvient à écarter toute inquiétude de suintement sanguin, et elle échouera s'il affronte les lèvres auparavant ; or attendre au delà de six à huit heures diminue la probabilité de la réunion immédiate, mais n'offre aucun inconvénient pour les réunions secondaires. En 1825, M. Syme, d'Édimbourg, réclama la priorité de cette exposition à l'air pendant quatre à six heures, en prévision de l'hémorrhagie. Dupuytren ajournait le pansement des plaies d'amputation d'une heure et plus. J'ai lieu de penser que le désir de terminer par eux-mêmes les détails consécutifs de l'opération à l'amphithéâtre, et de ne confier ces soins à aucun autre, est le motif qui a fait dévier ses successeurs de cette voie. On a craint l'influence irritante de l'air. Dans l'état de stupeur où se trouve la région, surtout après l'administration du chloroforme, cette action est faible : elle ne se fait réellement sentir qu'à l'apparition de la réaction, c'est-à-dire à l'époque où les bons effets sont acquis et où le pansement se pratique ; d'ailleurs cette influence a été exagérée et n'est plus reconnue par tous. En l'admettant, qu'en résulte-t-il ? un afflux sanguin, une exhalation plastique abondante, facile à tempérer par l'application de l'eau froide, comme il sera dit plus loin.

Les objections à cette méthode sont de peu de valeur comparées aux avantages. Que de réunions immédiates compromises que cette conduite eût assurées ! Que de fois l'interne de garde, dans nos grands hôpitaux, n'est-il pas appelé en toute hâte pour obvier à une hémorrhagie consécutive, quelques heures après une opération ! Il faut défaire le pansement entier, déblayer la plaie de tous ses caillots, et rechercher péniblement, au fond d'une étroite cavité, une artériole que l'accroissement de la tension sanguine a dilatée dès le début de la réaction. Nos pansements sont terminés sur place : les lèvres sont affrontées sans délai à l'aide de longues et larges bandelettes de sparadrap qui les recouvrent aux trois quarts ; une compression, désirée ou accidentelle, est exercée par celles-ci, par la charpie, par les compresses et les bandes entassées ; la partie est fatiguée, étouffée en quelque sorte, sous cette charge. Le suintement sanguin, léger ou abondant, est de règle, lors du retour de la circulation et de la chaleur, comme l'atteste la coloration sanguinolente des linges. Le sang ne peut s'épancher librement, il s'infiltre insidieusement dans le tissu cellulaire ambiant qu'il remplit, il gagne lentement la cavité de la plaie, écarte ses parois, la distend ; les surfaces profondes s'éloignent ; la pléthore locale est accrue par cet engorgement.

Trois accidents sont imminents : 1° les lèvres s'abandonnent définitivement et bâillent dans l'intervalle des points de suture, tandis que là, elles s'étranglent ; 2° les caillots s'accumulent plus ou moins au fond de la plaie, et une véritable hémorrhagie survient ; 3° une inflammation générale, dont la gravité est connue, éclate au contact de ce sang infiltré. De toutes manières, l'élan initial de l'organisme vers une réparation physiologique prompte est troublé profondément, compromis ou perdu sans ressource. Le précepte de laisser cinq ou six heures entre une opération et le premier pansement est donc excellent, et contribue sans doute pour une bonne part dans la fréquence relative des réunions par première intention en Angleterre. M. Skey, dans sa *Médecine opératoire,* s'exprime ainsi : « Malgré le désir de ne pas quitter l'amphithéâtre sans avoir terminé toutes les phases d'une opération, les garanties qu'offre cette manière d'agir, opposées à l'obligation désastreuse de rouvrir une plaie, contrebalancent largement ses désavantages. L'exposition d'une solution de continuité au contact direct de l'air est certainement, d'après mon expérience, le meilleur moyen de trancher la difficulté. L'application d'éponges, de lint, la compression, ne viennent qu'après l'influence de l'air froid. Les efforts les plus persévérants pour arrêter l'hémorrhagie capillaire, au moyen de styptiques locaux, ne tardent pas à perdre leur efficacité, tandis qu'il suffit d'affronter le danger avec confiance et une physionomie indifférente, pour la voir s'arrêter d'elle-même. »

II. La deuxième indication est d'enlever tout corps étranger, et en particulier tout caillot sanguin, quel que soit son volume. Il n'est pas question de ces coagulums imperceptibles, agents hémostatiques naturels. Lorsqu'ils ont résisté à la pression modérée d'une éponge et au retour, des battements artériels normaux, il est à présumer qu'ils ne se détacheront plus, et leurs dimensions microscopiques, leur rôle de bouchon dans les artérioles ne leur permet pas d'irriter notablement la profondeur de la plaie. Nous avons déjà dit que le moindre caillot oublié ou formé après coup entravait la réunion immédiate. Les bords de la plaie adhéreront en trente-six heures, et feront espérer une consolidation prochaine; mais tôt ou tard la désunion est inévitable.

III. La troisième indication est l'affrontement des bords et des surfaces. Les sutures, les bandelettes et la position, sont uniquement mises en réquisition. Les bandes, la charpie, les compresses, sont des accessoires exceptionnels, pour lesquels les Anglais ont une forte répugnance. Je n'ai pas rencontré de serres-fines.

Les sutures sont la suture interrompue, la suture entortillée, la suture enchevillée, la suture continue, et la suture sèche ou par un simple morceau d'emplâtre adhésif. La première est généralement préférée pour cause de simplicité; la seconde est la règle dans les opérations du bec-de-lièvre. Les fils sont de soie, de platine ou d'argent; j'ai vu ces derniers employés par M. Syme, dans les amputations. En général ils sont passés après les opérations, sous l'influence du chloroforme, et laissés en liberté jusqu'au pansement ultérieur. Les sutures sont écartées de 3 à 5 centimètres; on en use avec discrétion, car elles irritent les lèvres et s'opposent à l'adhésion des points où elles siégent.

Les bandelettes sont employées, lorsqu'il n'y a pas moyen de faire autrement; et je fus fort étonné de voir, dans de larges plaies, la

réunion confiée exclusivement à deux ou trois sutures et à la position. On redoute l'irritation et la disposition aux érysipèles qu'ils
encouragent chez certaines femmes et certains enfants à peau délicate ou sensible. « Elles ne réunissent que les lèvres, dit Syme, et
loin de rapprocher les parties profondes, elles ont pour effet de les
écarter en relâchant les téguments sus-jacents et de nuire à leur adhésion. » M. Bransby-Cooper et quelques autres font exception et
les préfèrent au contraire aux sutures. Voici les formules adoptées
par la pharmacopée de Londres :

1° Diachylon simple.

> ℞ Oxyde de plomb............ 6 livres.
> Huile d'olive.............. 1 gallon.
> Eau...................... 2 pintes.

2° Emplâtre adhésif.

> ℞ Emplâtre diachylon........ 3 livres.
> Résine.................. ½ livre.

Dans le cas qui nous occupe, on emploie le premier, assez bénin,
ou le second, qui est irritant, mais plus adhésif. Liston se servait de
taffetas d'Angleterre incolore et transparent, qui permet l'inspection
des parties sous-jacentes. Ce taffetas est formé d'une solution alcoo-
lique de gélatine (isinglass) étendu sur une étoffe de soie (oiled silk),
il irrite peu et ne salit pas la peau; mais il a l'inconvénient de se
relâcher par l'humidité et il a perdu de sa faveur. Je n'ai pas eu
occasion de le voir employer.

La position vise à trois fins : 1° Favoriser la réunion. Elle ne cause
ni douleur ni malaise, dit Erichsen, et rend plus de services au
patient que les tractions et compressions les mieux exercées. Les
plans musculaires superficiels et profonds, compris dans la plaie ou
capables d'opérer un tiraillement indirect et nuisible, sont mis avec
soin dans le relâchement, ainsi que les téguments qui, par leur

élasticité, écarteraient les bords. 2° Être commode pour le patient. Ce point est de ceux sur lesquels les praticiens insistent davantage. Chaque jour, à chaque instant, ils s'informent de l'avis du malade, et modifient les dispositions du pansement, de l'appareil, au gré de ses désirs. « Consultez les aises du blessé, » dit Skey. La position doit être naturelle, sans gêne, ni fatigue, ni douleur ; elle permettra le renouvellement des topiques, sans que le patient en souffre ou ait à remuer et se mouvoir. 3° Favoriser la circulation en retour et prévenir la stagnation des liquides. Les deux indications qui précèdent étant de premier ordre, celle-ci est sacrifiée, lorsqu'il est impossible de les remplir toutes. L'exécution est facile pour un membre qu'on exhausse sur un coussin incliné. Les appareils à suspension et les attelles propres à immobiliser sont réservés pour les solutions de continuité des os et des lésions articulaires.

Je dirai quelques mots de l'attelle interrompue, dont l'usage, généralisé à l'hôpital de Guy, mérite d'être connu de nous. Elle consiste en deux planchettes longitudinales, légèrement concaves transversalement, de longueur, de largeur, et de forme très-variées, selon le membre, sa région et l'âge du sujet. Celles-ci sont maintenues à 10 ou 12 centimètres de distance, dans le sens de leur longueur, par deux tiges métalliques qui s'insèrent à la face externe de l'une, se dirigent perpendiculairement en dehors, se recourbent à angle droit après 8 ou 10 centimètres de trajet, et vont rejoindre la face externe de l'autre. Cette attelle s'applique médiatement et se maintient comme chez nous, à l'aide de lacs ou de bandes, mais avec la plus grande simplicité. La partie interrompue, libre de tout obstacle, est destinée à surveiller la lésion et à permettre les pansements. Les unes sont droites, les autres sont coudées à angle varié à l'endroit interrompu. Ces dernières sont propres aux lésions articulaires et spécialement aux résections si communes en Angleterre. L'immobilité et l'angle désiré se combinent ainsi avec les exigences du traitement journalier.

IV. Arrivons au pansement. « Nous espérons dans la nature plus que dans l'art, » dit Skey, résumant le principe fondamental de cette branche de la chirurgie. Le praticien doit autant que possible demeurer passif, surveiller, mais laisser agir l'organisme dans sa première aspiration vers la réunion, et lui donner toutes les chances de démontrer sa puissance ou sa faiblesse. Alors il a droit et devoir d'intervenir, de le fortifier, de le calmer, ou de combattre ses écarts. Le matérialisme nie la *force médicatrice*, puissance obscure, mais réelle, dérivant d'une autre plus élevée, qui régit les phénomènes organiques, veille à la nutrition et à l'équilibre du mouvement vital et joue le rôle d'ange gardien, à l'égard des organes, pendant un laps de temps déterminé. Que cette force réside dans la solidarité si admirable des parties du corps reliées entre elles par divers ordres de nerfs appelés sympathiques, à juste titre, ou dans une propriété de tissus, nous devons la reconnaître, et, faute d'un mot meilleur, adopter cette désignation provisoire et nous incliner.

Le pansement est d'une extrême simplicité ; trois éléments y concourent : l'eau simple, le lint, et une étoffe imperméable.

1° L'eau, employée comme topique neutre ou d'expectation, en guise de cérat simple, est prise de 10 à 20 degrés, autrement dit à la température ordinaire en été, un peu attiédie en hiver.

2° Le lint, dont nous avons parlé, bien imbibé, est coupé de la dimension rigoureuse de la plaie selon les uns, plus large selon d'autres, et déposé doucement sans pli. Le lint de bonne qualité, en fil, coûte de 3 à 7 francs la livre anglaise, ou la bande de 7 mètres de longueur sur 35 centimètres de largeur ; celui des hôpitaux s'obtient à meilleur marché. En tenant compte de la quantité de lint susceptible de remplacer une quantité déterminée de charpie française, son adoption réaliserait une économie chez nous.

3° Une étoffe imperméable plus ample succède, dont le triple but est de prévenir l'évaporation de l'eau, de conserver la température, et de mettre la plaie à l'abri des vicissitudes atmosphériques ; mais ses avantages principaux sur les compresses sont la légèreté et une propreté plus certaine. Quatre espèces d'étoffes imperméables ont cours à Londres ou en d'autres parties de l'Angleterre: 1° Le taffetas gommé; celui de nos voisins est inférieur au nôtre, qu'ils préfèrent. 2° La feuille de gutta-percha réduite à la souplesse et à la minceur la plus grande. On lui objecte de se casser en laissant un sillon blanc sensiblement rugueux; son prix est de 1 franc 50 à 2 francs, à Paris, par feuille de 1 mètre sur 0,80 centim. Cette étoffe très-usitée offre des avantages, que nos chirurgiens français mettraient à profit en de nombreuses circonstances, indépendamment du système anglais de pansement, si elle était mise davantage à leur disposition. 3° La compresse ordinaire, imprégnée d'huile bouillie et desséchée. 4° Le papier verni imaginé par le Dr Mac Ghie, directeur à l'infirmerie de Glascow.

La tendance des praticiens est de mettre en usage non-seulement un petit nombre d'objets de pansement, mais encore des substances à bas prix qui permettent de les faire servir une seule fois et de les brûler immédiatement. Le prix du gutta-percha, et surtout du taffetas gommé, oblige à les laver et à les employer de nouveau. Une récompense fut proposée, il y a quelques années, au fabricant d'une substance nouvelle, économique et parfaitement imperméable. L'hôpital de Middlesex, de Londres, s'efforça de généraliser et de perfectionner la compresse huilée, et l'infirmerie de Glascow, où l'encombrement est considérable et la génération de miasmes facile, entra en 1855 dans une voie analogue. Le papier du Dr Mac Ghie, en larges feuilles, est conservé plié comme tout autre. Quelques mots sur sa fabrication : le papier de soie français sans trous est le meilleur; il est imprégné de la mixture suivante, et desséché à l'air libre, comme cela se fait en photographie.

Formule approximative.

Huile de lin bouillie des peintres....	1 gallon.
Litharge ou acétate de plomb......	1 once ou 2.
Cire blanche et térébenthine.......	un peu.

Faire bouillir une heure.

Lorsque le malade est condamné à garder le lit, il est inutile d'ajouter des compresses, des bandes, et rien d'analogue à notre charpie de France. Dans les cas indispensables on dispose trois ou quatre tours de bandes qui maintiennent le pourtour de l'étoffe imperméable, et par conséquent le lint mouillé sous-jacent. Ce pansement est changé rarement, toutes les vingt-quatre heures, ou après deux ou trois jours, si rien dans les parties très-accessibles à l'observation n'éveille l'inquiétude. La question du renouvellement n'a n'ailleurs plus d'importance par cette méthode; la facilité avec laquelle, sans troubler le repos du malade, on peut soulever un coin des deux étoffes, jeter un regard et verser sur le lint quelques gouttes d'eau fraîche, exclut toute discussion. La périphérie de la région, débarrassée de linges, suffit même à l'examen du chirurgien expérimenté, et le lint, ainsi que je l'ai constaté, se dessèche à peine; il en résulte que le précepte de garder une attitude prudente, mais passive, est sûr et facile à exécuter.

Il est entendu que j'ai indiqué la conduite générale. Voici une exception pour les larges plaies à deux lambeaux, l'un supérieur, l'autre inférieur, succédant aux ablations de sein. Les lèvres étant rapprochées par un aide, et les lambeaux appliqués contre le plan profond, on passe deux ou trois sutures simples; puis une compresse, pliée trois ou quatre fois en long, est posée à plat à 1 centimètre au dessus des lèvres et parallèlement à elles; une autre est mise au dessous de la même façon. Deux ou trois bandelettes agglutinatives, prenant des points d'appui éloignés, sont placées en travers et fixent ces coussins contre les lambeaux et le thorax; les deux extrémités de la plaie, entièrement libres, bâillent faiblement et servent à surveiller et à prévenir les accidents. Un morceau de lint et un de taffetas gommé sont enfin jetés sur le tout. Cette compression méthodique et la présence d'un canal de 2 centimètres de largeur tout le long et en avant de la plaie, amènent les divers ordres de réunion précoces avec une fréquence que j'ai vérifiée. Ce pansement réussit aussi dans les solutions de continuité succédant à l'ablation d'une tumeur bénigne comme les lipomes, et logée dans une région favorable.

Dans les cas heureux, l'adhésion primitive de Macartney réclame vingt-quatre heures; la réunion par première intention des auteurs, trente-six heures à trois jours; mais il est rare, même dans les campagnes où les succès sont plus fréquents, qu'elle s'opère classiquement comme les traités le disent. L'union a lieu partiellement, et le reste passe par l'état granuleux et la suppuration. Si la portion réunie occupe le fond, tout est pour le mieux; la réunion persiste ; mais lorsqu'elle se borne à la superficie, il est à craindre que la suppuration ne s'établisse profondément et n'éprouve des difficultés à se frayer passage au dehors. C'est en prévision de cet accident que les extrémités de la plaie, et spécialement celle par laquelle s'échappent les fils à ligature, sont affrontées imparfaitement et laissées béantes. La crainte de ces abcès, des inflammations purulentes et des dissections musculaires qu'elles entraînent, jointe à l'insuccès habituel de leurs tentatives, sont les motifs de la répulsion de quelques-uns de nos chirurgiens pour les pansements usités en vue de la réunion immédiate, et qu'ils jugent, avec quelque raison, imprudents et dangereux. Mais j'y insiste : ces complications m'ont paru plus rares en Angleterre, et les réunions immédiates générales ou partielles plus fréquentes, et je suis porté à considérer le pansement comme l'une des causes de cette différence. Les sutures sont coupées du deuxième au cinquième jour, lorsque les adhérences, aidées de la position, paraissent assez fermes pour empêcher l'écartement des lambeaux. Les bandelettes sont enlevées un peu plus tard : lorsqu'elles deviennent noires, c'est de mauvais augure, cela indique qu'un sulfure de plomb s'est formé par une décomposition intérieure, et que l'acide sulfhydrique a pris naissance aux dépens des matières albuminoïdes sécrétées.

On découvre souvent entre les lèvres et les surfaces écartées une connexion fibroïde, peu franche, un tissu lâche, mou, faiblement élastique; son bord libre, accessible à la vue, est ou rougâtre briqueté, ou jaune grisâtre, quelquefois même noirâtre et sale. Cet état, que nous rappellerons à propos de la réunion dite immédiate secondaire, ne doit pas encore enlever toute espérance de réunion immédiate primitive. En remplaçant l'eau simple par la solution de sulfate de zinc ou tout autre stimulant léger, le tissu peut reprendre meilleure physionomie, se rétracter, et la guérison survenir sans suppuration.

V. La dernière indication est de favoriser la réunion. J'ai dit qu'elle était confiée aux seules forces de l'organisme. L'art intervient seulement dans son incapacité avérée ou dans les complications. Parmi les entraves ou accidents de la première phase des plaies récentes, nous citerons l'hémorrhagie consécutive, l'inflammation, la gangrène, et l'insuffisance de plasticité du sang.

L'hémorrhagie consécutive ne nous occupera pas. La conduite tenue en Angleterre ne diffère pas de la nôtre : comprimer indirectement l'artère avec le doigt, puis le tourniquet; ouvrir la plaie et agir sur le siége même dé l'écoulement; faire la ligature; recourir aux hémostatiques, aux caustiques, etc. D'après ce qui a été dit, il est certain que tout espoir de réunion générale est abandonné.

Inflammation. L'impulsion de notre époque vers la physiologie de l'homme sain et malade soulève une question pleine d'intérêt, que M. Paget a abordée dans ses leçons au Collége des chirurgiens de Londres. Quels sont les rapports entre l'inflammation et la réparation? Une plaie rectiligne à bords nets, dè 4 centimètres de longueur, empiétant sur le tissu cellulaire sous-jacent, existe à la face antérieure de l'avant-bras, chez un sujet bien portant et de bonne constitution. Quatre à six heures après l'accident, un liquide rosé, plus ou moins albumineux, s'exhale, s'épaissit, et, favorisé par l'immobilité, agglutine les surfaces. En vingt-quatre ou trente-six heures, l'adhésion immédiate ou la réunion primitive, le mot importe peu, est complète. La santé, l'appétit du patient, n'ont subi aucune modification. Cependant la partie un peu rouge, légèrement chaude, sensible, est plus élevée que la surface saine à 1 centimètre de là. Est-ce une inflammation adhésive? Je ne le crois pas. Tout a été physiologique : une excitation partie de la plaie au moment de l'accident a été transmise à la moelle, cet instrument coordinateur des phénomènes organiques ; elle est revenue par les nerfs dits organiques produire la réaction désirée. Les capillaires se sont dilatés avec une apparence d'instinct et ont reçu plus de sang, d'où les cinq phénomènes inséparables de l'accroissement de leur diamètre. L'économie n'a ressenti aucune secousse, et cependant tous les caractères sur lesquels repose la définition de l'inflammation ont existé dans une certaine mesure. Eh bien! entre cette série de phénomènes habituels dans les petites plaies, et respectée par le chirurgien, et l'inflammation qu'il redoute, où est la limite? Ou mieux, y a-t-il une limite? M. Paget rapproche la nutrition et l'inflammation; cependant il donne pour caractère à l'adhésion immédiate et à la réunion par première intention, dans la première, l'absence, dans la seconde, la présence d'inflammation et d'exhalation plastique. J'ai dit ne pouvoir admettre un travail réparateur sans exsudation, et je penserais volontiers que, sinon la phlegmasie, du moins quelques-uns de ses caractères plus ou moins saisissables existent dans l'adhésion. D'un autre côté, il est sûr que nombre de réunions pàr première intention se terminent sans trace d'inflammation proprement dite. La distinction de réunion avec ou sans inflammation ne me semble donc pas assez justifiée.

Je néglige à dessein la stase du sang, et les caractères microscopiques de la lymphe, simples faits et conséquences, et je ne veux qu'indiquer l'accord de la raison avec l'application. Le chirurgien, en effet, examine la région en travail, étudie le degré d'hyperémie, et les états transitoires qui aboutissent au point extrême, appelé inflammation. Il apprécie et combat tout à la fois la disposition, l'approche, et la confirmation de la phlegmasie, sans réclamer le secours d'un diagnostic précis pour agir sagement et à propos.

En résumé, si j'étais obligé de formuler ma pensée, je dirais que la suractivité de la phase réparatrice de la nutrition, renfermée dans certaines limites, est la plus sûre garantie de la guérison des plaies, et demande à être favorisée, tandis qu'atteignant des proportions dont la plus haute manifestation s'appelle inflammation, il faut la combattre par les moyens sédatifs proportionnés.

Les procédés usités progressivement à Londres, pour combattre un travail trop actif, une hyperémie décidée ou une inflammation à sa première période, sont :

1° Le pansement au lint en larges morceaux pliés en double ou plus, imbibé d'eau à la température ordinaire ou refroidie. L'étoffe imperméable et même les compresses et bandes sont laissées de côté ; l'eau est fréquemment renouvelée avec une éponge, lorsqu'elle est échauffée.

2° Le même pansement modifié en vue d'une irrigation légère. Un vase plein d'eau froide reçoit l'extrémité d'une mèche dont l'autre est mise en contact avec le lint. Ces deux modes agissent en soustrayant du calorique par la température propre de l'eau et par son évaporation permanente ; ils resserrent les capillaires, modèrent l'afflux sanguin, et conviennent aux hyperémies qui menacent d'aller trop loin. Les lotions vaporisables, indiquées par tous les traités anglais, agissent de même.

3° La vessie pleine de glace pilée. On la suspend tout auprès de la plaie revêtue de lint mouillé ou de lint et de taffetas gommé, selon l'intensité d'action désirée. Dans les deux cas, elle entretient une atmosphère froide, dont j'ai vu les excellents résultats à l'hôpital Saint-Georges. Quelquefois cette vessie s'applique directement sur la plaie ou les téguments voisins. Ce moyen héroïque, mais dangereux, ne doit pas être employé dans les phlegmasies confirmées intenses ; il prédispose à la gangrène, et pourrait accroître les phénomènes, si l'on négligeait certaines précautions qui seront indiquées à l'article *Pansement par l'eau*.

4° Le pansement au lint plié plusieurs fois et imbibé d'eau à une température supérieure à celle de la surface. Une étoffe imper-

méable, plus large que la plaie, est de rigueur ; on ajoute souvent
un morceau de flanelle qui enveloppe le membre. Dans l'un et l'autre
cas, l'eau est renouvelée deux fois dans les vingt-quatre heures : par
ce système, la région est soustraite aux influences extérieures ; elle
reçoit d'abord une certaine quantité de calorique, ensuite elle en
émet ; la faible couche d'air interposée entre elle et le taffetas se
maintient à une température supérieure ou égale à 37° c. ; en outre,
un peu d'eau lui est abandonnée, et son exhalation diminue. Il résulte de cette combinaison de chaleur et d'humidité un repos des
capillaires, et une fluidification des liquides intra et extra-vascu-
laires, qui protégent ou rétablissent la circulation, et dans quelques
cas la résorption.

5° Le cataplasme simple de farine de lin ou de mie de pain. M. le
professeur Velpeau dit : « Je ne comprends pas l'horreur des chirurgiens anglais pour le cataplasme. Ces préventions sont telles dans
la Grande-Bretagne, qu'elles sont passées dans les idées populaires ;
on a été jusqu'à dire dans le Parlement que les cataplasmes ont tué
plus de soldats que les balles ennemies. » Le célèbre chirurgien de la
Charité est nécessairement bien renseigné ; mais ces idées, exactes
il y a vingt-cinq ans, sous Liston, sont hors de saison aujourd'hui.
Le cataplasme a moins de vogue que chez nous ; néanmoins son usage
est général, spécialement vis-à-vis des inflammations confirmées des
parties profondes tendant à la suppuration. On lui incorpore quelquefois la poudre de feuilles de belladone, de ciguë, les décoctions
de morelle, de pavots. On les applique immédiatement sur la partie
malade, moins liquides et moins chauds que chez nous ; la pâte
repose tantôt sur un linge, tantôt sur un large plumasseau de chanvre. Le chanvre sert encore, dans les hôpitaux de Londres, à remplir
les vides des appareils à fractures, à faire des coussins, etc. ; il se conserve en rouleaux de 1 mètre de longueur sur 15 centimètres de largeur environ. Afin de l'étendre en couches, on exprime lentement
l'extrémité du rouleau placée entre la paume de la main et une surface plane. Sauf dans les appareils, où il rend de véritables services,

7

son usage m'a paru sale, incommode et disgracieux; c'est une relique des pansements anciens, répudiée par la méthode des Anglais.

6° L'eau, chargée de principes médicamenteux tirés du règne végétal ou minéral. Ces solutions sont astringentes ou calmantes ; les unes sont au sulfate de zinc, au sous-acétate de plomb, au borax, à l'alun, au sulfate de fer, au tannin, à l'acétate de zinc, à l'alcool étendu de huit fois son volume d'eau, et appliquées sous forme de lotions ou de pansements avec le lint mouillé et le taffetas gommé. Les autres sont des infusions de camomille, de pavot, de ciguë, de belladone, sous forme de fomentations chaudes, par l'intermédiaire de lint et de flanelle. On emploie à Édimbourg une substance appelée *spongiopiline*, extrêmement ingénieuse; elle se compose de menus débris d'éponges, de laine, et d'une sorte de crin ; elle est en couche uniforme de 1 centimètre d'épaisseur, enduite de gutta-percha à sa face externe. Cette étoffe poreuse se trempe dans la décoction, l'infusion ou la solution désirée, et se place immédiatement sur la peau. Le choix et le mode d'application des antiphlogistiques précédents sont variés par le chirurgien, selon l'indication fournie par l'intensité des symptômes prodromiques ou confirmés de l'inflammation. Le meilleur est celui qui procure au patient le plus de bien-être immédiat et de soulagement.

7° Nous parlerons à peine des antiphlogistiques généraux. J'ai vu ordonner peu de saignées dans les services de chirurgie ; les sangsues sont plus usitées. Je mentionnerai la diète incomplète, les purgatifs, les mercuriaux, les antimoniaux, et l'opium. Dans l'état phlegmasique aigu, Erichsen recommande la poudre de Dower et la formule suivante :

> ℞ Calomel................ 2 grains.
> Opium .... ⅓ à ½ grain.

à répéter toutes les quatre ou six heures.

La tisane est subordonnée au goût du malade; s'il n'a pas de préférence, la limonade ou l'eau de soude gazeuse lui sont données.

La gangrène est le troisième accident à craindre dans les réunions par première intention. Elle survient par excès d'inflammation, son traitement prophylactique est connu ; ou bien par insuffisance d'artères pour amener du sang, ou de veines pour le remporter , cela regarde la médecine opératoire. Lorsqu'elle est
confirmée, l'indication est de favoriser l'élimination des eschares et
de panser en vue de la seconde intention. Une gangrène partielle
n'exclut pas fatalement l'espoir d'une guérison rapprochée. Dans
un cas d'amputation de cuisse à l'hôpital Saint-Georges, il y eut réunion par première intention d'un tiers environ de la plaie à l'une
de ses extrémités, et, deux ou trois jours après , gangrène partielle
de l'un des lambeaux près de l'angle opposé. Le pansement simple
avec lint, solution d'hypochlorite de soude et feuille de gutta-percha,
fut appliqué. La réunion persista, les eschares, en tombant, ne découvrirent qu'une plaie de faible étendue. Quarante jours après
l'opération, le malade commençait à se lever.

La constitution pléthorique prédispose aux inflammations gangréneuses, aux hémorrhagies consécutives, sthéniques, etc., dont il a
été question. La constitution lymphatique, débile, s'oppose aux réunions rapides pour d'autres raisons. L'organisme peut être primitivement faible et incapable de fournir la quantité ou la qualité voulue
de lymphe. Chez quelques individus, les plaies les plus graves se
réunissent par première intention avec une facilité et un bonheur
surprenants, tandis que chez d'autres les blessures les plus légères,
celles de la face elle-même, passent inévitablement par la suppuration. D'autres fois la santé est plus ou moins profondément altérée
par une maladie, une hémorrhagie antérieure , par un séjour prolongé au lit ou simplement à l'hôpital, par des privations physiques, des peines morales, etc. Cet appauvrissement constitutionnel,
primitif ou consécutif, atteint le système nerveux, les parenchymes,
les parois vasculaires, mais siége exclusivement dans le sang, qui
n'a pas la composition compatible avec ses fonctions. L'élément globulaire est le plus fréquemment diminué. En résulte-t-il une dimi

nution réelle d'albumine et de fibrine ; ou bien l'anémie globulaire, retentissant sur les métamorphoses de l'économie, entrave-t-elle l'absorption intestinale, l'exhalation interstitielle, ou toute autre phase moins connue de l'évolution protéique ? La physiologie n'a pas dit son mot. Que le sang ait perdu ou non sa plasticité, il est en fin de compte acquis que la lymphe coagulable exhalée par les vaisseaux est insuffisante par sa qualité à remplir le rôle qui lui est dévolu. Ces réflexions conduisent à établir que les stimulants locaux sont de médiocre utilité, et que nous devons nous adresser plus haut, à l'hygiène physique et morale, à l'emploi commencé de bonne heure et continué largement de toniques et même de stimulants gastriques, à une nourriture substantielle, azotée, et surtout assimilable. Nous renvoyons à la suite de cette étude.

ARTICLE II.

Plaies contuses.

Les plaies contuses diffèrent, par leur nature et leur traitement, des plaies par arrachement. Celles-ci, comme l'indique leur nom, sont dues à un tiraillement, à une traction directe ou oblique ; le phénomène saillant en est l'absence d'hémorrhagie ; celles-là résultent d'un choc, d'une compression brusque et instantanée à l'aide d'un corps résistant, régulier ou irrégulier, mousse, non comparable à l'instrument tranchant. Lorsque l'agent vulnérant agit perpendiculairement, la plaie est simplement contuse ; lorsqu'il frappe obliquement, elle s'accompagne d'arrachement ou de décollement, d'où la formation de lambeaux. Cette violence s'épuise : 1° en produisant la plaie, 2° en subissant une décomposition, une dissémination dans les parties dures et molles environnantes. De là une lésion moins appréciable aux sens, généralement négligée par les auteurs ; je veux parler de la stupeur, ou mieux de la commotion. La mâchure des artères brusquement comprimées rend à elle seule compte de la rareté de l'hémorrhagie et de la quantité faible de sang qui s'écoule. La commotion unie à la lésion vasculaire explique la suspension des circulations sanguine et nerveuse, le peu de résistance de ces fonctions locales à la réaction inflammatoire, et la fréquence des gangrènes immédiates ou consécutives.

La surface des plaies contuses est inégale et d'aspect sale, les bords sont meurtris et décollés, plus ou moins de sang est infiltré dans le tissu cellulaire ambiant, épanché et circonscrit çà et là, ou coagulé dans les anfractuosités ; des cheveux, des esquilles, des graviers ou autres corps étrangers sont retenus dans les parois. Ces plaies sont pour la plupart très-graves : outre l'inflammation et la suppuration prolongée, elles ont à redouter de nombreuses complications, telles que délire nerveux, tétanos, érysipèle, phlébite, angioleucite, pourriture d'hôpital, etc. Elles sont exposées, lors de l'élimination des eschares, à l'une des formes les plus sérieuses d'hémorrhagie consécutive. La mortification et le désordre sont souvent si étendus, que les plaies contuses, comme les plaies par arrachement, sont la cause ordinaire des amputations traumatiques.

Je pense qu'il n'est pas sans intérêt de transcrire un résumé des cas où l'amputation est indiquée, extrait du traité de M. Erichsen, professeur de chirurgie à l'Université de Londres. « 1° Lorsqu'un membre a été arraché par une machine, emporté par un boulet, ou coupé par un train de chemin de fer, le moignon irrégulier et conique doit être supprimé, afin d'en substituer un utile et sain. 2° Lorsqu'un membre est écrasé et désorganisé dans toute son épaisseur, parties molles et dures, il faut le retrancher. 3° Si les parties molles, dans une grande étendue, sont détachées de l'os resté intact, le sphacèle et la suppuration sont si considérables, que le membre est désormais inutile. Diagnostiquer la limite précise où le malade peut guérir est fort difficile. La règle est l'amputation, si le désordre siége aux membres inférieurs et si le sujet n'est ni jeune ni de constitution robuste. 4° Lorsque les os sont écrasés comminutivement et les parties molles déchirées dans une grande étendue, le doute n'est plus permis : amputation. 5° Si le genou est largement ouvert et qu'il y ait déchirure des parties molles et fracture probable des os, le membre doit être retranché ; ajoutons que la résection articulaire est permise lorsque la lésion porte sur la hanche, l'épaule ou le coude. 6° Les écrasements du pied ont une tendance capitale à la gangrène, et requièrent par conséquent l'amputation. A la main au contraire, les lésions analogues guérissent sans qu'on ait à recourir à cette opération, à laquelle la résection partielle serait préférée. 7° Lorsqu'une artère importante comme la fémorale est déchirée, les parties molles compromises et l'os fracturé, l'amputation est indiquée pour éviter la gangrène. Dans la gangrène traumatique à forme locale limitée à la portion écrasée, il n'y a aucun avantage à temporiser, et l'amputation est pratiquée à une hauteur suffisante. Dans la gangrène à forme rapidement envahissante (*spreading*), il est à plus forte raison inutile d'attendre et d'espérer l'apparition d'une ligne de démarcation, car la mortification atteindrait le tronc. Il faut amputer de suite et très-haut, malgré la fréquence des gangrènes consécutives du moignon et la perspective probable d'insuccès. »

Toutes les plaies contuses n'offrent pas un pronostic aussi désastreux ; quelques-unes sont légères, se rapprochent de celles par instruments tranchants, ou siégent dans des régions, comme la face, que la nature semble avoir dotée de ressources privilégiées. Alors la réunion par première intention peut être tentée : la plaie est lavée avec soin, débarrassée de toutes les impuretés, et laissée en repos dix à vingt minutes ; puis ses bords sont avivés, régularisés avec économie, à l'aide d'un bistouri, et maintenus en contact par l'intermédiaire d'un ou deux points de suture, d'une ou deux bandelettes adhésives étroites, absolument comme pour les plaies par instrument tranchant. Le premier pansement, indiqué comme prophylactique de l'inflammation, convient très-bien ; la température ordinaire ou de 10 degrés est préférable ; elle est modifiée selon l'état actuel de la plaie, et maintenu dans un juste milieu ; trop froide, elle nuirait au retour de la circulation, et faciliterait la gangrène consécutive ; trop chaude, elle manquerait son but, et accroîtrait la réaction locale.

La prudence exige une autre conduite dans la plupart des plaies contuses simples, spécialement celles des membres éloignés du cœur. Les indications alors sont, d'arrêter l'écoulement sanguin, d'extraire les corps étrangers, de prévenir et de combattre l'inflammation, d'aider à l'élimination des eschares, de parer aux accidents et complications, et de prévoir les cicatrices vicieuses. 1° L'hémorrhagie est faible, et réclame rarement l'emploi des ligatures ; l'exposition au contact de l'air, l'eau froide, sont les premiers moyens ; les solutions styptiques, réfrigérantes, la compression, les caustiques, viennent ensuite ; les poudres coagulantes, les substances absorbantes, comme la charpie et l'amadou, le perchlorure de fer, sont employés en dernier lieu ; ils s'amalgament avec le sang, et forment un gâchis demi-solide, demi-liquide, noir et infect, le jour suivant ; ils remédient à un symptôme présent, dont le chirurgien est en général maître, mais préparent un danger futur, contre lequel celui-ci a moins d'action ; autrement dit, ils accroissent les chances d'inflammation, et superposent autant d'eschares. Il est rare qu'une hémorrhagie primitive, même grave, apportée de suite à l'hôpital, résiste aux efforts de l'art ; mais il en est autrement de l'hémorrhagie consécutive, très-fréquente dans les plaies contuses, soit au retour de l'intelligence et de la circulation, soit à l'époque d'élimination des eschares. Mes notes ne m'offrent sur ce dernier point rien de spécial. 2° Les corps étrangers dans les plaies récentes sont habituellement les caillots ; ceux des plaies contuses viennent de l'extérieur. Dans l'un et l'autre pays, on est d'accord sur l'importance de les extraire de suite. 3° L'inflammation est une conséquence presque fatale des plaies contuses ; tout y contribue : la commotion et la réaction locale proportionnelle, le sang infiltré ou amassé dans les parties environnantes, sa communication avec l'air qui en amène la décomposition, enfin, plus tard, l'élimination des eschares. Il importe donc de prévenir cette phlegmasie, et de l'attaquer de bonne heure. L'irrigation, dirigée selon les principes de

A. Bérard, et installée avec la simplicité que j'ai décrite, est d'une grande efficacité. 4° Les eschares sont primitives et consécutives ; ni dans l'un ni dans l'autre cas, il ne faut inutilement recourir aux excitants ; le pansement simple avec eau, lint et étoffe imperméable, suffit chez les sujets bien constitués ; mais si le travail d'élimination présente une activité inquiétante, on substitue le pansement sédatif ou l'irrigation ; s'il est faible, on le réveille prudemment par des moyens progressifs, savoir : la fomentation à l'eau simple chaude, à l'infusion de sauge et de romarin ; le cataplasme simple, celui de malt de bière ; le cataplasme composé, auquel on incorpore du charbon pulvérisé, selon les besoins ; le pansement à l'hypochlorite de soude, ou bien celui au lint sec, au lint enduit de notre cérat simple, d'onguent à la térébenthine, de baume de Pérou, etc. 5° Les complications sont plus communes dans les plaies contuses que dans toute autre. C'est pourquoi je place ici quelques considérations qui s'adressent à toutes les solutions de continuité.

La prophylaxie des complications réside dans la sagesse et la bénignité des remèdes, dans l'hygiène générale de l'hôpital. Être avare de stimulants locaux et autres topiques perturbateurs ; suivre et ne pas dépasser la nature ; essuyer fréquemment avec un linge les matières qui s'écoulent sur la toile cirée ; éviter les éponges communes ; transporter les érysipèles et autres affections contagieuses, comme à l'hôpital de Guy, dans des salles spéciales : voilà les points essentiels. Il en est cependant un autre : bannir l'emploi de la charpie râpée et autres substances capables d'absorber, de conserver et de propager les miasmes. Là peut-être est la cause inaperçue la plus puissante d'insalubrité, la plus apte à engendrer ces endémies terribles d'infection purulente. Chez nous, la charpie qui a enveloppé la superficie d'un pansement, et n'a pas été souillée en apparence, est souvent rejetée négligemment avec la charpie neuve, comme j'en ai été témoin plus d'une fois, et sert de nouveau ; celle que l'on enlève avec les pinces à anneaux, chaude et mouillée, est lancée dans un panier pour y séjourner trois ou quatre.

heures de la matinée. Les exhalaisons méphitiques s'en dégagent, pénètrent les pièces à pansement placées sur la table à côté, circulent dans la salle et imprègnent les rideaux, les draps et les matelas. De là cette odeur *sui generis*, persistante, inséparable, en France, de la salle d'hôpital, qui laisse une impression pénible aux étrangers et visiteurs inaccoutumés, et contribue à propager la répugnance pour les asiles de l'assistance publique. A Londres, grâce à l'expulsion de notre charpie, à la substitution du lint, et à la simplicité des pansements, cette cause de viciation atmosphérique disparaît, et l'odeur ne trahit pas le rassemblement de malades. Les complications d'érysipèle et d'infection purulente sont rares ; les statistiques de l'hôpital Saint-Georges, prises en vue de cette dernière, et mes tables personnelles le prouvent ; il en résulte un caractère de la chirurgie an glaise, que je signalerai incidemment. Les praticiens, redoutant moins les absorptions putrides, opèrent davantage. A mon départ de Paris, j'étais dominé par cette prudente réserve, en présence d'une opération, et cette terreur qu'inspire le souvenir d'insuccès trop nombreux, dans des conditions cependant avantageuses, après des opérations admirablement pratiquées, et des soins consécutifs savants et minutieux. Arrivé à Londres, je fus étonné de la rapidité et de la facilité avec lesquelles on se décidait, comme si l'effusion du sang était chose insignifiante et exempte de dangers ; mais, rencontrant peu de suppurations, de fièvres hectiques et d'infections putride et purulente, je compris graduellement leur confiante audace. Les considérations précédentes sur les miasmes engendrés par l'emploi de la charpie effilée, rapprochées des soins hygiéniques que j'ai exposés, expliquent leurs succès dans les herniotomies, les résections articulaires, les amputations et les ablations de tumeurs en général.

Vers une époque avancée, les plaies contuses sont traitées et pansées comme les plaies par instruments tranchants, avec ou sans perte de substance. La guérison après suppuration est la seule possible ; je renvoie donc l'histoire des pansements consécutifs à l'article suivant.

ARTICLE III.

Plaies en suppuration.

Cet article comprend les plaies, quelle que soit leur origine, condamnées à suppurer et à guérir par seconde intention.

Lorsque du troisième au quatrième jour, dans les plaies par instruments tranchants et les plaies contuses traitées en vue de la réunion, on trouve le lint imprégné d'une sérosité sanieuse ou sanguinolente; lorsqu'en détachant délicatement les bandelettes noircies par le dégagement d'hydrogène sulfuré, les lèvres s'écartent et bâillent dans l'intervalle des points de suture; qu'il existe une coloration rosée inflammatoire des bords, une tension ou gonflement du moignon; qu'en un mot l'adhésion n'est pas certaine, il est inutile de persister dans ses espérances; il faut changer de tactique et viser à la granulation. Les indications sont d'éteindre l'inflammation, s'il y en a, ou du moins de la ramener à ce degré que j'ai appelé physiologique, de stimuler légèrement et de transformer l'écoulement sale et séreux en une suppuration franche. Le pansement par l'eau chaude, le lint et le taffetas gommé changés toutes les vingt-quatre heures suffit parfois; si la chaleur et la tension sont prononcées et l'exhalation sanieuse, qu'on ait lieu de craindre une inflammation profonde, on donne la préférence au cataplasme léger de farine de lin. Ces deux topiques, par leur température et leur humidité, diminuent, conjurent la phlegmasie, et favorisent l'abord régulier d'une quantité de sang proportionnée au nouveau travail. Une lymphe plastique de bonne nature s'épanche, s'organise en cellules et fibres, se vascularise; les granulations apparaissent, se superposent; la membrane des bourgeons charnus se forme. Cette dernière, à l'état sain, est hérissée de granulations petites, nombreuses, coniques, vermeilles, d'une sensibilité modérée, saignant au moindre attouchement et fournissant une quantité médiocre de pus homogène, crémeux, d'un blanc jaunâtre et d'une odeur *sui generis* non désagréable.

Telles sont les prémices de la réunion par seconde intention. Deux voies s'offrent qui demandent une conduite différente : la réunion immédiate secondaire, et la réunion par seconde intention proprement dite.

Réunion immédiate secondaire. Elle est praticable dans les plaies qui suivent une amputation, une ablation de tumeur, une incision d'abcès, etc., lorsque les deux côtés sont susceptibles de s'affronter. Dans ce cas, les granulations opposées s'agglutinent, se confondent ; leurs vaisseaux s'anastomosent ; leur tissu se flétrit, se résorbe, et l'espace intermédiaire disparaît. La plaie superficielle, allongée, plus ou moins étroite, se dessèche, se recouvre d'épithélium, et se rétracte au point de ne laisser souvent aucune cicatrice notable. L'art intervient pour régulariser et aider ce mode de guérison : les sutures sont contre-indiquées, les bandelettes sont préférables ; on peut, à la rigueur, insinuer au-dessous d'elles deux compresses pliées en parallélogrammes étroits et allongés, dont la pression favorise l'adhésion des parties superficielles avant celle des parties profondes ; après quoi l'on applique le pansement simple par l'eau. Je choisis entre plusieurs exemples le suivant, qui mérite réellement le nom de réunion immédiate secondaire.

Une femme, de 50 ans environ, entre, le 14 octobre 1859, dans le service de M. Lawrence, à l'hôpital Saint-Barthélemy, pour une hernie crurale habituellement maintenue et dite étranglée depuis huit jours : constipation absolue, vomissements alimentaires et bilieux ; physionomie jaune, anxieuse. La tumeur, de forme ovoïde et volumineuse, à grand axe parallèle au ligament de Fallope, se développe au devant de celui-ci. L'opération est décidée d'urgence. M. Lawrence pratique une incision en forme de T renversé. Une sérosité louche s'échappe du sac ; le débridement est opéré ; une portion congestionnée d'anse intestinale et d'épiploon est réduite. Le pansement se compose de deux points de suture, de deux bandelettes étroites et courtes, d'un fragment simple de lint imbibé d'eau

à la température ordinaire, et de grandeur suffisante pour recouvrir les trois incisions convergentes, d'un morceau de taffetas gom-
mée, d'une seule compresse, pour remédier aux creux de la région,
et enfin d'un spica simple et peu serré. Thé de bœuf, 10 gouttes de
laudanum. Selles naturelles dans la soirée ; nuit passable. Le 15, l'état
de la plaie est satisfaisant, sans rougeur, chaleur ni tuméfaction notable ; un peu de sérosité transparente et non sanguinolente s'échappe.
Les bandelettes, une fois enlevées, les bords des incisions ne tendent
pas à s'écarter ; le pansèment est réduit à sa plus simple expression.
Il comprend les sutures anciennes, un carré de lint mouillé et un
de taffetas gommé ; plus de bandelettes, de compresse, ni même de
spica. Thé de bœuf, un verre de porter. Le 17, la malade est abat-
tue. On ordonne quelques aliments solides, du porter, et un mélange
de brandy et d'eau sucrée dans le courant de la journée et selon les
besoins. Le 18, elle va mieux ; la portion transversale est déjà solidement réunie par première intention, mais la portion verticale
bâille et fournit un écoulement séreux et sanieux ; les deux points
de suture sont coupés. Cataplasme de farine de lin ; le reste *ut su-*
pra. Le 20, la suppuration de l'incision verticale est franche ; une
bandelette unique de diachylon est appliquée en travers pour rapprocher les lèvres que l'irrégularité de la région et la position tiennent à distance. Pansement avec eau, lint et taffetas gommé, sans
bandage. Le 24, toute suppuration a cessé ; la réunion immédiate
secondaire de l'incision verticale est terminée. Peu de jours après,
elle quitte l'hôpital ; il n'y aura sans doute pas de cicatrice.

Réunion par seconde intention. Elle s'emploie à la dernière extrémité, quand la réunion par première intention et la réunion
secondaire ont échoué ou sont totalement impossibles. Le but n'est
plus de réunir promptement les bords, mais d'amonceler les granulations, de combler la cavité, et d'effectuer la guérison tardive.
Attendre, tant que la nature procède selon l'ordre, la fortifier, la
surveiller, et intervenir seulement lorsqu'elle s'écarte ou se montre

impuissante, résume encore le principe anglais. Je décrirai successivement la conduite suivie vis-à-vis d'une plaie progressant régulièrement; vis-à-vis d'une plaie en bon état, mais fournissant une suppuration trop abondante; et vis-à-vis des modifications si variables et plus ou moins fâcheuses subies par la membrane des bourgeons charnues.

I. Si les granulations sont saines, c'est-à-dire ni trop grosses ni trop petites, ni trop rouges ni trop pâles, ni violettes ni flétries, etc., l'expectation. On fait usage, chez nous, de cérat simple, blanc ou jaune; quelquefois il est frais et homogène, d'autres fois rance et grumeleux. Il doit s'étendre en couche mince, imperceptible, simplement suffisante pour graisser de part en part le linge fenêtré, et prévenir son adhérence à la peau. Mais habituellement les externes, agissant autrement, le prodiguent en quantité désastreuse, et rappellent ces malades qui, par excès de zèle, avalent toute une potion formulée pour quarante-huit heures. Les chefs de service leur en font rarement l'observation, paraissent indifférents à cette manière de faire, et contribuent ainsi à légitimer les objections contre ce topique. Incompatible avec les couches d'eau dont la plaie est inondée, il s'attache au bord, y séjourne jusqu'à huit et dix jours, et s'y concrète en masses solides, rances et adhérentes, qu'un raclage persévérant avec la spatule a peine à détacher. Les téguments voisins, les bords, sont tiraillés; la mince pellicule qui s'y forme est déchirée, sans parler des érysipèles et autres accidents que cette irritation continue et cette malpropreté peuvent engendrer.

Le topique universellement adopté en Angleterre est l'eau claire, qui certes a sur le cérat le triple avantage du prix, de l'identité et de l'inaltérabilité. Un carré de lint imprégné d'eau ordinaire en été, dégourdie en hiver, de la grandeur de la plaie, et un morceau de taffetas gommé plus grand, c'est-à-dire le pansement simple, répondent à l'indication actuelle, qui est uniquement l'expectation; deux ou trois tours de bande terminent au besoin. Ce pansement est renouvelé rarement, tous les deux, trois ou quatre jours, selon la saison et l'abondance de la suppuration. On reconnaît celle-ci en soulevant avec précaution la bande et le taffetas gommé, et inspectant la face externe du lint, ses bords, sa couleur et son odeur. À moins d'incertitude, il est inutile de pousser plus loin l'examen. On exprime au-dessus et doucement une éponge mouillée, et les choses sont remises en place; ou bien on retire le lint, et l'on procède à un nouveau pansement.

Dans les premiers temps, je pensais que ce lint devait se dessécher après un ou deux jours, et adhérer à la surface et aux bords de la plaie; en sorte qu'on arrachait la pellicule en voie de formation, et qu'on faisait saigner les bourgeons charnus. Mais, assistant le matin aux pansements des élèves, je revins de mon erreur. La fluidité du pus prévient toute adhérence à la surface granuleuse, tandis que les dimensions du morceau ne permettent pas l'agglutination à la périphérie. En outre, le taffetas gommé s'oppose au passage de l'air et à l'évaporation des parties liquides du pus; celui-ci ne saurait donc s'altérer, s'épaissir et se concréter. Lorsque le lint est employé sans étoffe imperméable, et qu'on oublie de renouveler l'eau, l'adhérence peut avoir lieu; mais quelques gouttes d'eau tiède suffisent pour la détruire, ce liquide n'ayant aucune difficulté à opérer ce que l'emploi du cérat chez nous rend au contraire presque impossible.

Il est recommandé d'essuyer doucement le voisinage de la plaie sans trop approcher des bords et sans y opérer de traction. Un morceau de linge, vieux et usé, est préférable à l'éponge, dont on ne saurait affirmer l'innocuité parfaite, lorsqu'elle a servi une seule fois; à moins que la plaie ne soit très-irrégulière et anfractueuse, il ne faut pas toucher à la surface. Le pus de bonne nature qui la baigne est inoffensif, sinon avantageux, et le moindre attouchement irrite ou brise les parois minces des capillaires; on recommande aussi de ne pas inonder la plaie d'eau qui, par son impulsion et sa température froide ou chaude, peut modifier le travail. Nous devons avoir présent à l'esprit que la méthode repose essentiellement sur une neutralité absolue, une soumission aveugle à l'impulsion de l'organisme, tant que celui-ci demeure dans la bonne voie.

Le repos absolu et la position verticale sont des adjuvants utiles. Ils sont indispensables dans les plaies larges et irrégulières, celles qui avoisinent ou intéressent une articulation, qui occupent une région mobile, tiraillée par la locomotion, les plaies à bords contus, ecchymosés, à épanchements sanguins non résorbés, celles des membres inférieurs, etc. Cependant, si la prudence le permet, il faut de bonne heure engager le malade à sortir du lit, et soit à s'étendre sur un fauteuil, soit à prendre l'air dans les cours; car le séjour continu au lit est une cause très-débilitante pour le physique et le moral et antagoniste des efforts salutaires de l'organisme.

II. La membrane des bourgeons charnus conserve une bonne physionomie, mais la suppuration est trop abondante, elle affaiblit le malade et retarde la phase de cicatrisation. Cet état est le plus souvent passager en Angleterre : on se contente d'ordonner le repos absolu, de veiller à la position élevée de la partie, d'alléger l'appareil, de rapprocher les pansements, et de placer au-dessous une large toile cirée; le pus qui s'écoule sur les téguments et sur la toile est fréquemment essuyé avec un linge par une infirmière. On évite ainsi ces déplorables substances absorbantes, chaudes et pesantes, comme la charpie effilée, etc. Le malade n'éprouve pas cette sensation désagréable d'humidité et de chaleur combinées, qui le préoccupe et l'inquiète; l'aspect de la plaie, lorsqu'on lève le pansement, ne lui inspire aucun dégoût, aucune répulsion pour lui-même; il se familiarise avec sa situation, suit avec intérêt les phases de sa guérison, ou bien il en accepte les conséquences, et se résigne. Le fait est parfaitement vrai : les pansements lourds et mystérieux pour le blessé frappent son moral; je m'en suis assuré en comparant nos malades de Paris avec ceux de Londres. (J'ai dit que l'un de mes modes d'investigation était la conversation directe avec ceux-ci.)

Si la suppuration se prolonge, mêmes préceptes, mêmes pansements, sinon que l'eau blanche, l'hypochlorite de chaux ou de soude, la solution de tannin, ou autres astringents plus ou moins étendus, remplacent l'eau simple. Sous l'influence de ces moyens et surtout d'une alimentation tonique, les sécrétions ne tardent pas à diminuer ; mais, je le répète, les suppurations, en Angleterre, n'atteignent pas, relativement à la surface, les proportions qui paraissent de règle en France : les sujets succombent généralement peu à l'épuisement et à la fièvre hectique.

Il est un grand nombre de causes qui contribuent à cette différence. En première ligne, j'invoquerai le poids et le volume de nos pansements, et spécialement l'abus du cérat et de la charpie effilée. Le cérat n'est pas d'une innocuité parfaite : d'abord l'huile, qui en est la base, séjourne dans les pharmacies plus ou moins au contact de l'air ; elle a pu absorber de l'oxygène et subir un commencement d'acidification, qui s'accroît rapidement en présence de la chaleur et des matières azotées du pus, acidification inaccessible peut-être au papier de tournesol, mais appréciable aux nerfs bien plus sensibles. Le cérat frais n'a donc pas lui-même la bénignité absolue que nous lui supposons ; les Anglais, en effet, l'emploient lorsqu'une surface granuleuse ne sécrète pas assez. Si la charpie est quelquefois blanche, fine, aérée, exempte d'impuretés, et disposée avec méthode et réserve par le chirurgien, d'autres fois elle est grise, sale, grossière, dense, et formée de brins inextricablement entrelacés. On la tire de sacs où elle a été foulée, échauffée et enfermée dans une armoire étroite et humide ; elle séjourne dans les salles, y prend la poussière et les miasmes ; puis elle est roulée en boulettes et tampons, et entassée souvent au hasard sur la partie malade. Cette atmosphère, dite absorbante, concentrée sous un certain nombre de compresses et de bandes, semble destinée à accroître la chaleur, comme le voulait Broomfield, à exagérer l'afflux sanguin. L'exhalation insensible qui a lieu sous cette étuve artificielle et locale, et la sécrétion des éléments destinés à la réparation, augmentent. La lymphe plastique est versée plus fluide, moins apte à la réunion par première intention ou à l'évolution des bourgeons charnus ; son excès contribue à la transformation purulente ; une partie du pus pénètre dans la charpie ; une autre, plus considérable, entravée par le cérat qui bouche les orifices du linge fenêtré, s'accumule à la surface, dans les anfractuosités de la plaie, et ne peut trouver d'issue. En sorte qu'à la faveur de tant d'influences réunies, cérat, chaleur et occlusion parfaite, la plaie est irritée outre mesure, les fonctions sécrétoires des capillaires sont portées au maximum, et la suppuration prend de vastes proportions. Par la méthode anglaise au contraire, ni cérat ni chaleur exagérée, occlusion nulle ou imparfaite, écoulement facile du pus au fur et à mesure de sa formation, poids et volume du pansement insignifiants : donc pas de stimulation, pas de suppuration désastreuse.

Deux praticiens, se basant sur des idées analogues, sont arrivés à des conclusions semblables. Pinel-Grandchamp, cité par les auteurs du *Compendium de chirurgie*, propose, pour système général de pansement, une flanelle pliée en un ou plusieurs doubles, et imbibée d'infusions et de décoctions variées ; Senn, de Genève, en 1848, renonce au cérat, au linge troué, au cataplasme et à l'éponge : «Le cérat, dit-il, se dessèche et, s'amalgamant avec le pus, forme un enduit..... qui amène des éruptions miliaires et même pustuleuses ; le linge troué et cératé s'oppose à l'issue du pus, et force le moignon à baigner dans ce liquide ; les cataplasmes, se desséchant, rancissent et occasionnent des érythèmes, etc. Le linge est préférable à l'éponge pour essuyer les plaies.» Ces idées sont tout anglaises.

III. Si les granulations perdent leur vitalité, sont peu vasculaires, peu sensibles, molles, pâles, petites et atrophiées, et que la suppuration soit faible, séreuse, hétérogène, les stimulants sont indiqués ; les plus faibles d'abord, et progressivement les plus forts : ainsi le cérat simple, le cérat de blanc de baleine, étendus en couches minces ; le lint sec appliqué, bien entendu, par le côté tomenteux, recouvert de taffetas et renouvelé deux fois par jour. La solution suivante a beaucoup de vogue :

9

℞ Sulfate de zinc......... 12 grains.
　　Esprit de lavande comp. 2 drachmes.
　　　　de romarin...... ½ drachm.
　Eau.................. 6 onces.

De l'eau est ajoutée pour graduer sa force ; le malade ne doit ressentir qu'une cuisson ou une chaleur faible, de courte durée. La solution de sulfate de cuivre, le nitrate d'argent, les infusions de sauge et de romarin, sont usités aussi ; on les emploie sous forme de lotions au moment du pansement, ou d'applications continues par l'intermédiaire du lint.

IV. Si les granulations, par un écart de vitalité, sont rares, peu sensibles, peu vasculaires, mais volumineuses et fongueuses, il faut les réprimer. Les moyens sont : 1° le pansement au lint sec avec taffetas gommé ; 2° le même, joint à une compression régulière et modérée, lorsque la configuration de la plaie s'y prête, soit avec deux ou trois tours de bande, soit avec une lame de plomb molle et mince, ou une plaque de caoutchouc, soit avec le diachylon, selon la méthode de Bayton. Le sparadrap ordinaire au plomb ou l'un des suivants est employé :

1°　℞ Savon............... ⅛ livre.
　　　Emplâtre de plomb.. 3 livres.
　　　Résine............ 1 once.

2°　℞ Sesqui-oxyde de fer.. 1 once.
　　　Emplâtre de plomb... 8 onces.
　　　Galipot préparé...... 2 onces.

Quelques heures suffisent parfois à chasser le sang et à provoquer l'atrophie et la résorption des fongosités très-saillantes. 3° Enfin lorsque les parties inertes ou exubérantes se limitent à quelques points, on les touche selon les cas avec l'une des substances suivantes : l'alun, le borax, le sulfate de cuivre, le nitrate d'argent et l'acide nitrique employés solides ou liquides et à l'aide d'un pinceau.

V. Si les granulations, par un excès de vitalité subinflammatoire, sont rouge vif, turgescentes, douloureuses, et saignent facilement et avec abondance, on opte entre les topiques suivants : 1° le pansement simple avec lint plié en double, bien pénétré d'eau chaude, protégé de taffetas et d'une large flanelle, renouvelé trois fois le jour et deux fois la nuit; 2° le même, avec substitution d'une infusion de pavot, de ciguë, de belladone ou de morelle; 3° le lint imbibé d'eau froide renouvelée souvent et non recouvert de taffetas; 4° *idem*, l'eau blanche, la solution de borax ou d'alun, remplaçant l'eau simple.

VI. Si l'inflammation est manifeste et la suppuration séreuse, le pansement à l'eau chaude et le cataplasme de farine de lin et d'infusion de pavots sont indiqués. Si des amas sanguins menacent de s'enflammer ou si des abcès tendent à se former, le cataplasme est employé presque exclusivement. Si enfin des complications plus sérieuses surviennent, la conduite ne diffère pas de la nôtre : débrider les culs-de-sac, ouvrir les points semi-fluctuants ou étranglés, faire des contre-ouvertures, passer des mèches pour prévenir l'occlusion des incisions. Rien de spécial à noter à l'apparition d'un érysipèle. Enfin la plaie, sans cause appréciable ou après une inflammation, revêt une physionomie voisine de la gangrène ; la suppuration devient fétide, noire, sanieuse, ou bien le travail de granulation rétrograde, l'ulcération grandit en surface et en profondeur et semble tourner au phagédénisme. Les moyens suivants sont préconisés : 1° Le cataplasme de farine de lin, de pulpe de carotte, de fécule, mêlé d'une infusion stimulante de malt, et employé avec persévérance.

Voici deux formules de cataplasmes usitées :

1°   Malt......................⎫
     Eau bouillante............⎬ ãã 5 onces.

Mêlez et faites lever auprès d'un poêle.

2°   Charbon pulvérisé...........   3 drachmes.

Farine de lin................
Pain.......................   āā 2 onces.

Eau bouillante.............   10 onces.

2° Les lotions et pansements à l'acide nitrique étendu, au chlorure de chaux ou de soude, à l'hypermanganate de potasse. 3° Les pansements avec décoction de pavots, etc.

Il est un agent interne, considéré par les uns comme stimulant, par les autres comme spécifique, qui jouit d'une certaine renommée ; c'est l'opium à haute dose. M. Morgan, de Middlesex, qui m'a fourni des renseignements sur ce point, le donne dès le premier jour, par demi-grain toutes les quatre heures, et monte progressivement. Il atteint 12, 20 et même 30 grains par jour, sans inconvénient pour le malade et sans que le moindre signe d'intoxication se manifeste. Toute l'action, dit-il, se concentre sur la plaie, qui ne tarde pas à changer d'aspect et à reprendre son état normal.

On voit, par cette description succincte, que les Anglais procèdent rationnellement. La membrane des bourgeons charnus révèle l'état de souffrance ou d'équilibre du patient, les besoins du travail de réparation, comme la langue indique la manière d'être du tube digestif, comme le pouls indique celle de la grande circulation. Les granulations offrent directement à l'examen les vaisseaux capillaires, c'est-à-dire le système le plus accessible aux sympathies, le plus important de toute l'économie. Constater l'état de santé de la plaie et s'abstenir ; surveiller ses écarts et agir ; déduire *de visu* le topique approprié : expectant, tonique, stimulant, caustique, sédatif, antiphlogistique, antiputride ; préférer le plus simple sous la forme aqueuse ; insister sur l'un d'eux le temps rigoureux pour ramener la granulation à l'état normal et pas davantage : telle est la conduite tenue à Londres.

Vers une époque avancée, lorsque tout va bien, il est parfois utile de tenter la réunion partielle immédiate secondaire. Un lam-

beau irrégulier, jeté de côté, se prête facilement à cette opération ;
sa face interne, couverte de granulations, contracte des adhérences
avec une surface voisine, et la cicatrice perd de son étendue.
Lorsque la cicatrisation générale ou à plat commence, elle marche
rapidement. Les granulations se mettent de niveau avec la peau
environnante ; la suppuration diminue. Une coloration d'un blanc
bleuâtre, d'aspect pseudo-membraneux, opaque en dehors, diffuse
en dedans, paraît à la périphérie et gagne le centre, laissant une
cuticule humide et molle, puis sèche et ferme. La sécrétion se tarit ;
les bourgeons charnus cessent de recevoir le sang, pâlissent, se flé-
trissent et se rétractent mécaniquement dans tous les sens. La plaie,
rétrécie, est remplacée par une cicatrice munie de son épithélium.

ARTICLE IV.

Pansement par l'eau (*water dressing*).

Cette pratique a été exposée en détail dans les pages précédentes ; son importance me décide à lui consacrer un article d'ensemble. J'avais lu les huit ou dix lignes du *Compendium de chirurgie*
sur ce point, mes renseignements s'arrêtaient là, et je ne rencontrais
personne plus avancé. On m'invitait à consacrer une partie de mon
voyage à cette étude. Dès mon arrivée, mon attention et mes informations prirent donc cette direction ; mais nulle part je ne dé-
couvrais ce que j'avais imaginé, et j'attendais vainement les occa-
sions. Les chefs de service s'étonnaient de mon intérêt sur une
question aussi rebattue pour eux ; ils m'indiquaient sans cesse ce
morceau de lint imbibé d'eau commune, ils avaient peine à admettre
que son emploi ne fût pas adopté en France. Après quelques hési-
tations et la lecture de Liston, je compris enfin qu'ils m'avaient

tout montré, et |que le procédé consistait moins dans le fait que dans le principe.

L'eau, déjà providentielle pour l'homme sain, fut sans doute le premier topique des temps reculés. Hippocrate employait l'eau froide et chaude dans les maladies internes et les lésions traumatiques. La simplicité et la sagesse du citoyen de Cos furent délaissées par Celse et les Arabes pour un fatras de formules empiriques qui prévalurent jusqu'au xvi° siècle. Une ère nouvelle commença : ce fut le tour des panacées ; chacun eut son baume universel. Mais voici qu'au siége de Metz, en 1553, un charlatan, maître Doublet, dit Brantôme, obtient d'étonnantes guérisons à l'aide d'une toile blanche et d'eau claire, « et chacun d'aller à lui comme s'il eût été Ambroise Paré. » Celui-ci constate les cures, adopte le procédé, comprenant fort bien que la vertu résidait dans l'eau claire, et non dans les paroles mystérieuses du sieur Doublet. En 1560, Gabriel Fallope indique l'eau comme « une source fructueuse de succès en chirurgie. » En 1570, Pallazzo écrit sur « la vraie méthode de guérir les plaies par l'eau, le lin et le chanvre, » la température variant. En 1578, Laurent Joubert expose le peu de valeur des charmes, et déclare « l'eau de fontaine efficace à amener une bonne guérison et une bonne cicatrice. » Vers cette époque, s'ouvrirent plusieurs discussions, afin d'établir si les cures étaient dues aux charmes ou à l'eau. La question fut heureusement tranchée en faveur de l'eau par le chancelier de l'Université de Montpellier. En 1732, Lamorier écrit sur l'usage de l'eau commune en chirurgie, et prétend qu'il est peu de blessures qui ne guérissent par ce moyen plus vite et mieux que par tout autre. En 1785, un certain nombre de citoyens furent blessés en tirant le canon à Strasbourg ; un meunier entreprit le traitement, et les guérit tous en six semaines avec de l'eau bénite. Un autre canon, l'année suivante, blessa trente-quatre hommes ; le chirurgien Lombard les pansa avec non moins de succès par l'eau simple. Le baron Percy, alors chirurgien-major, assistait à ces cures ; il adopta ce topique, et plus tard il déclarait

« qu'il renoncerait à la chirurgie, si l'eau lui était interdite. » Le professeur Kern, de Vienne, en 1809, préconise l'eau sur les plaies et les ulcères ; il varie la température, consulte le bien-être du patient, et supprime tout bandage inutile, tout pansement médicamenté. Tout récemment, le Dr Langenbeck, de Berlin, imagina le pansement sous l'eau des plaies d'amputation. En France, A. Bérard vulgarisa l'irrigation dans les plaies contuses, recommanda l'usage des compresses mouillées ; il a dit : « L'eau semble retarder la formation du pus. » En Irlande enfin, le Dr Macartney, dans son traité sur l'inflammation, publié en 1838, érige en méthode le pansement par l'eau et crée le mot anglais *water dressing*. Liston, dans son horreur des pansements compliqués et des onguents, adopta de suite l'eau comme le topique idéal, contribua à en généraliser rapidement l'emploi à Londres et dans toute la Grande-Bretagne.

L'eau est incolore, inodore, insipide, sans action sur le papier de tournesol ; les quelques 10 millièmes de sels sodiques, calcaires, magnésiens et autres, qui entrent dans sa composition, ne sauraient lui donner des qualités actives notables ; les traces de matière organique peuvent être négligées et ne contribuent à son altération que favorisées par certaines conditions et après un temps fort long ; deux propriétés, sa température variable et son humidité, nous rendent compte à elles seules de son action à la surface externe du corps.

1° Appliquée sur la peau dénudée ou sur une plaie, ce liquide, en vertu des lois d'endosmose et d'imbibition, est absorbé, et passe à la fois dans les capillaires et dans les mailles intermédiaires. La fluidité du sang est augmentée, d'où circulation locale plus facile ; la fluidité des produits épanchés ou infiltrés est accrue, d'où résorption plus active. L'eau remplira donc deux indications fondamentales de l'inflammation et une de la congestion. Mais, le mouvement des liquides à travers les mailles du tissu cellulaire étant favorisé, l'eau devient en outre utile à la réunion du pus en foyer.

2° Si la température est basse, à 0° centigr. par exemple, en raison de la loi d'équilibre, la partie malade abandonne une quantité énorme de calorique et se refroidit; les capillaires artériels, de 7 millièmes de millimètre à 1 millimètre, se resserrent par une réaction locale de leurs éléments contractiles plus ou moins appréciables au microscope; la circulation et l'abord du sang sont presque totalement interdits dans leur cavité, et l'exhalation s'arrête; les nerfs atteints par le froid, ou peut-être parce qu'ils ne reçoivent plus assez de sang, perdent une partie de leurs propriétés : sensibilité périphérique et transmissibilité du mouvement. Voilà un effet puissant de sédation et d'anesthésie qui, gradué avec intelligence, peut remplir une foule d'indications. Après une sédation vasculaire et nerveuse, si l'on prolonge l'application, mais en élevant la température peu à peu, le mouvement vital revient à l'état normal sans secousse ni inconvénient. Sur ce principe est fondée l'anesthésie partielle dans les opérations d'ongle incarné ou autres. Si cette dernière précaution était omise, on aurait une gangrène du pouce. En effet, lorsque l'application est brusquement cessée (nous avons supposé l'eau à 0° centigr.) et la partie abandonnée à sa propre impulsion, la réaction est vive ; les capillaires , épuisés par cette contraction et comme paralysés, se relâchent et se dilatent outre mesure. Le sang afflue avec une abondance qui, plus forte, deviendrait pathologique ; les papilles cutanées ou les granulations sont rouges, turgescentes ; l'exhalation est accrue, la sensibilité exagérée. Voilà une hyperémie et une stimulation qui, dirigées sagement, nous offrent de nouvelles et précieuses ressources thérapeutiques.

3° L'eau est appliquée à 40 ou 45°; alors on obtient d'emblée, par un autre mécanisme, une stimulation modérée, sans fatigue pour les capillaires; la circulation est augmentée, mais avec régularité.

4° Enfin l'eau est employée dans les environs de la température du corps, vers 28 à 35°; l'action calorifique est presque nulle, l'humidité seule intervient, la circulation est purement encouragée, et la plaie mise à l'abri du contact de l'air et des vicissitudes atmosphériques ; c'est en quelque sorte une façon de transformer une plaie exposée en une plaie sous-cutanée.

On voit par ces réflexions, que chacun étendra aux degrés intermédiaires, combien l'eau, sans action curative par elle-même, peut devenir, entre les mains d'un chirurgien, un agent puissant et multiple de médication. On comprend qu'il est facile, en variant son degré de température, les conditions de soustraction ou d'acquisition de calorique ou d'humidité de la part de la surface malade, en dosant avec intelligence sa puissance indirecte, positive, négative ou neutre, de faire remplir à l'eau claire les trois grandes indications auxquelles peut se réduire le traitement des plaies : stimuler, réprimer ou attendre.

Les Anglais, désireux de multiplier les applications de l'eau, l'ont adoptée pour véhicule habituel de leurs médicaments externes, comme chez nous l'axonge est la base de nos onguents. Je ne reviendrai pas sur les inconvénients du cérat ; je ferai seulement remarquer que l'eau ne tient pas en suspension comme l'axonge, mais dissout le plus grand nombre des médicaments ; qu'elle convient mieux à la charpie ou au lint et assure une application uniforme. L'eau ne salit pas les draps, ne forme pas de croûtes adhérentes, ne s'altère pas, ne coûte rien et se rencontre partout. Un linge, un tissu poreux quelconque, et une étoffe imperméable, sont les seuls accessoires. Quel avantage dans la chirurgie militaire et la pratique des campagnes ! Larrey, pendant l'expédition d'Égypte, n'ayant pas de pharmacie bien organisée, employa l'eau du Nil et lui trouva des vertus réelles. On objectera qu'elle satisfait peu le moral du patient : qu'on y ajoute alors quelque matière colorante inerte.

Je résume les points essentiels du pansement par l'eau simple, non médicamentée.

1° L'eau, topique d'expectation, est de 20 à 30 degrés, de façon à ne causer au malade, par son contact, de sensation ni froide ni chaude, ou à lui procurer un rafraîchissement agréable. Le lint est taillé de la dimension rigoureuse de la plaie et couvert d'une étoffe imperméable plus grande. Pour l'imprégner, on le trempe dans l'eau à plusieurs reprises, en l'exprimant chaque fois entre les doigts. Pansements rares, tous les deux ou trois jours, selon l'abondance de la sécrétion. C'est là le *water dressing*, ou pansement par l'eau primitif, tel qu'il a été établi par Macartney, le mode désigné par les auteurs anglais, lorsqu'ils écrivent, sans spécifier : « Vous appliquerez le pansement par l'eau ; » mais, dans les hôpitaux, la méthode a pris une extension et une signification plus étendue. De cette manière, l'eau est employée dans les grandes et petites plaies contuses et par arrachement, dans les blessures par armes à feu, les plaies traitées en vue de la réunion immédiate, celles en bonne voie de cicatrisation, celles succédant à une section des veines variqueuses, à une ligature d'artère, à une hernie étranglée, etc., sur les furoncles et anthrax ouverts, en un mot, partout où il y a lieu de laisser agir l'organisme.

2° L'eau, topique sédatif, est usitée à une température de 0 à 25°, selon la saison, l'état de la blessure et l'effet désiré. Tantôt le lint mouillé est recouvert de taffetas ciré, et une vessie de glace est maintenue par-dessus ; tantôt le lint est laissé sans protection. L'infirmière ajoute fréquemment de l'eau fraîche avec une éponge, sans rien toucher. Ou bien un courant léger est entretenu à l'aide d'une mèche dont un bout plonge au fond d'une bouteille ou d'un vase placé à côté, tandis que l'autre pend au-dessus du lint. Lorsque l'eau est employée comme moyen prophylactique ou curatif d'une congestion ou d'une inflammation, il est de première nécessité, ainsi que nous l'avons exposé, de commencer par une température voisine de celle du corps, de refroidir progressivement, d'insister, et quand on désire suspendre l'application, de réchauffer en sens inverse avec les mêmes précautions. Le mode d'irrigation à grand courant, avec un seau d'eau à quelques mètres au-dessus du malade et un tube flexible, n'est pas adopté en Angleterre : d'un côté, simplicité ; de l'autre, embarras.

3° L'eau, topique émollient, est appliquée à 35 ou 40°, à l'aide de lint plié en plusieurs doubles, recouvert de taffetas ciré et d'une flanelle : celle-ci est large, épaisse et enveloppe le membre entier. Pansement renouvelé trois fois par jour et deux fois la nuit au moins. J'ai constaté que ce cataplasme ou cette fomentation conserve sa chaleur propre, ou mieux celle émise par la surface du corps, pendant vingt-quatre heures et plus. Ce mode est usité contre les inflammations superficielles avec une efficacité incontestable. Liston combat le cataplasme commun, dont le nom, dit-il, « est synonyme de putréfaction et malpropreté. » Macartney le déclare non un calmant, mais un irritant ; c'est pourquoi il transformerait rapidement un écoulement languissant en une suppuration abondante. Chacun a rencontré des malades qui ne peuvent le tolérer, supplient qu'on les en débarrasse, et affirment que son poids et sa chaleur réveillent ou exagèrent leurs souffrances. Matcarney continue ainsi : « Le pansement par l'eau possède des vertus supérieures et inverses : il prévient ou diminue la sécrétion purulente et exagérée (A. Bérard avait déjà signalé qu'il retarde la formation du pus), au point que le lint en est à peine taché. Il modère le développement des bourgeons charnus, tandis que l'abus du cataplasme favorise leur exubérance ; il enlève toute souffrance, à l'inverse du cataplasme qui amène des douleurs pulsatiles. Un homme, dans une lutte, eut le pouce mordu de part en part jusqu'à l'os, au niveau de sa base. Le pansement par l'eau fut appliqué ; deux jours après, je le rencontrai avec un cataplasme. A mon interpellation, il répondit que mon système ayant enlevé toute angoisse, il avait jugé devoir le remplacer par le cataplasme qui lui semblait bien préférable. » « L'eau froide calme la douleur, dit aussi M. le professeur Velpeau, elle empêche en apparence l'inflammation, mais celle-ci existe en réalité. » Si la douleur et les autres phénomènes appréciables manquent, il me semble que l'inflammation s'est réellement amendée, ou bien est suspendue, ou bien n'est plus.

4° L'eau, topique stimulant, est rarement employée : on préfère lui incorporer un sel qui augmente cette propriété ; cependant l'eau froide à 0° centigr., versée une minute ou deux sur la plaie ou sur les téguments pansés immédiatement après avec du lint imbibé d'eau à 30 ou 40°, est un excitant local très-énergique, dont l'emploi mériterait d'être plus répandu ; la fomentation chaude ci-dessus , antiphlogistique sur une plaie enflammée , devient stimulante sur une plaie anémique et indolente ; c'est pourquoi sans doute Macartney a accusé Liston d'assimiler le cataplasme de farine de lin au pansement par l'eau chaude , le premier étant stimulant , le second calmant , selon lui. Mais, dans ce genre d'application où la vertu médicatrice résulte entièrement de l'échange de chaleur entre le topique et la surface du corps , tout dépend de leur température relative, les autres conditions restant les mêmes. Le cataplasme et la fomentation par l'eau sont donc tantôt stimulants, tantôt antiphlogistiques, selon l'état de dépression ou d'excitation de la partie lésée. Je ne passerai pas outre sans signaler l'abandon complet de la farine de lin, depuis plusieurs années, en faveur de la mie de pain à l'hôpital de Londres : le motif en fut la fréquence de ses falsifications, ordinairement par la farine de moutarde ; j'ai appris que la même fraude se pratique en France , ce qui pourrait encore expliquer les effets excitants remarqués dans les deux pays.

Dans les derniers temps d'un internat de deux ans à l'hôpital Saint-Louis, grâce à l'exemple de mon maître, M. le professeur Denonvilliers, dont la pratique simple, réservée et rationnelle, fut une des sources de ma sympathie pour la méthode anglaise ; sous l'influence des enseignements voisins de M. Malgaigne, et, je l'avoue, dirigé par une impulsion naturelle et par mes propres observations , je fus conduit à formuler dans mes notes intimes quelques généralités sur le traitement des fractures. Deux d'entre elles se résument ainsi : 1° établir les indications d'après la comparaison de l'état anatomique sain avec l'état anatomique malade, et les remplir rationnellement sans s'astreindre à aucun appareil déterminé ; 2° disposer les moyens de réduction et de contention avec avarice et simplicité, de façon à permettre une surveillance de tous les instants, et la réparation immédiate du moindre défaut, sans dérangement, gêne, ni douleur pour le blessé.

Les principes que je posais pour les appareils à fractures, j'y visais pour les plaies, et j'adhérais pleinement à la pensée exprimée par mon chef de service, à la Société de chirurgie, séance du 24 mars 1855 : «La cure des plaies simples, autant que possible, dit-il, doit être confiée aux seules forces de la nature ; moins on y fait, mieux cela vaut. Une simple compresse trempée dans l'eau fraîche est un excellent pansement. » Le linge mouillé résumait en effet le traitement provisoire de presque toutes les plaies récentes du service. L'irrigation était largement usitée selon les indications de A. Bérard. La glycérine, d'une fluidité et d'une propreté parfaites, remplaçait depuis un an le cérat. M'appropriant les idées de M. Denonvilliers, je désirais généraliser l'emploi de ce liquide, et j'avais pris de nombreuses observations dans ce but ; mais le défaut d'unité de composition de la glycérine livrée par le commerce, et l'inconstance de ses propriétés, arrêtèrent mes recherches. Depuis lors, mon idée première, la simplicité dans les pansements, je la retrouvai en Angleterre, escortée de toutes ses conséquences : facilité d'exécution, propreté admirable, absence de fatigue et de douleur pour le malade, etc. Je fus donc naturellement porté vers la tâche ingrate et laborieuse d'exposer le traitement des plaies sur l'autre rive de la Manche, m'attachant davantage à l'exposition du principe qu'à la narration complète des faits. Quelques praticiens anglais auxquels j'ai confié ma pensée m'ont fait l'honneur d'y prêter attention, de m'énoncer leurs objections contre la méthode française, et de m'indiquer dans leurs services les exemples les plus frappants. Je crois ces idées et ces procédés réellement nationaux, ou du moins adoptés par le plus grand nombre, et, entre la pratique simple de M. Fergusson (le moins éloigné de notre méthode) et celle plus simple encore de M. Lawrence, la distance est faible.

ARTICLE V.

Plaies d'amputation.

Ma description serait incompléte si je ne consacrais quelques pages à part aux plaies d'amputation, le type classique des larges solutions de continuité. Les amputations étaient rares, il y a un siècle ou deux, mais les progrès de la confiance en l'art chirurgical ont accru leur nombre, surtout en Grande-Bretagne. Les soins consécutifs n'ont pas toujours revêtu la simplicité actuelle, témoin les lignes suivantes qui offrent un échantillon de la pratique confuse de Broomfield, chirurgien à Londres, qui florissait de 1740 à 1772 environ : « La charpie sèche, dit-il, est appliquée sur l'os, une rondelle de vieille toile de Hollande sur les muscles, et suffisamment de charpie sèche pour combler la cavité. Afin de parer au suintement sanguin, on ajoute une couche de chanvre et de la farine en abondance. Pour empêcher l'adhérence aux angles de la plaie, de petits plumasseaux enduits d'onguent digestif y sont déposés à part. Un autre plumasseau très-large et de même nature, et une couche d'étoupe terminent. Les moyens de contention viennent ensuite : des languettes de cuir et de linge, revêtues de matières adhésives, sont posées, se réunissent au centre comme les rayons d'une étoile, et sont maintenues par une bandelette d'emplâtre agglutinatif étendu sur du cuir, qui fait le tour du moignon. Tout cela est protégé par un bonnet (en flanelle), fixé par quelques tours de bande et des cordons qu'on attache au tronc. Le moignon est ainsi tenu chaudement.....»

Ce pansement barbare ne tarda pas heureusement à trouver des contradicteurs, entre autres Alanson, de Liverpool, en 1779. La réaction fut grande. Astley Cooper écrivait : «Après l'amputation, ayant réuni les ligatures sur l'un des points déclives, on applique, si le membre a été coupé au-dessus du genou ou du coude, un bandage, dans le but de prévenir la rétraction des muscles et l'extension de la suppuration. J'ai rarement réussi, dit-il, dans les opérations au-dessus du genou, à me passer de ces circulaires; j'y ai recours afin que les muscles s'agglutinent et forment une masse compacte. Ayant donc posé les bandes et affronté les lèvres, je place trois bandelettes adhésives sur la plaie et une autour du moignon pour retenir les extrémités. Il est curieux de voir la différence entre le mode actuel de pansement et celui d'il y a quelques années...... Si un chirurgien procédait comme alors, il serait avec raison hué hors de l'amphithéâtre; car, échauffant mal à propos le membre, il s'oppose au travail adhésif. Ces quatre bandelettes, unies en été à la lotion d'esprit-de-vin étendu, et en hiver au repos pur et simple du moignon, suffisent. Le but est de maintenir l'inflammation au degré adhésif, car au delà la suppuration surviendrait. Le précepte qui vient ensuite est de ne pas toucher au pansement trop tôt; celui qui l'enfreint ne tarde pas à s'apercevoir que par le déplacement prématuré des bandelettes, il détruit ce que la nature a commencé. Il suffit, quatre jours après, d'en ôter une pour laisser échapper la matière qui a pu se former. Le sixième ou huitième jour, on procède au second pansement; auparavant, ce serait absurde. » On voit que la conduite du célèbre chirurgien de l'hôpital Saint-Barthélemy différait peu de celle adoptée de nos jours à Paris, et tendait à la méthode anglaise actuelle. Depuis, le principe des réunions immédiates a résisté aux attaques des chirurgiens français du commencement de ce siècle. Macartney et Liston ont patroné le pansement par l'eau. Syme, d'Édimbourg, selon lui-même, a introduit le procédé d'exposer les plaies à l'air libre pour arrêter l'hémorrhagie capillaire. La simplicité est à l'ordre du jour.

Le mode d'administration du chloroforme a été précédemment décrit; il a été dit que l'interne assumait en général la responsabilité. La méthode circulaire a moins de vogue en Angleterre que celle à lambeaux et par transfixion; elle n'est pas employée à Édimbourg, et j'ai vu M. Syme tailler ses lambeaux de dehors en dedans.

M. Fergusson, sans y insister outre mesure, spécifie que la durée d'une amputation doit être de trente secondes à trois minutes au maximum. L'opération terminée, on applique les ligatures en s'aidant d'eau et d'une éponge, sans craindre à ce moment d'irriter la partie. M. Erichsen finit en versant deux cuvettes d'eau froide sur la surface. Tandis que le malade est à l'amphithéâtre et sous l'influence du chloroforme, on en profite pour passer les fils à suture de chanvre ou de métal, sans les nouer. Le blessé est ramené dans son lit; de l'eau-de-vie étendue d'eau lui est administrée; les couvertures sont augmentées sur le corps, tandis que le moignon reste découvert; celui-ci repose sous un angle de 45° sur un coussin élevé muni d'une large toile cirée. La plaie est exposée à l'air libre, largement béante, ou avec du lint mouillé entre les lambeaux. Dans ce dernier cas, une infirmière, sans rien déranger, ajoute fréquemment de l'eau froide pour entretenir la basse température. Quatre à six heures après, l'interne examine scrupuleusement le moignon, s'assure que le suintement a cessé, emploie les moyens appropriés pour prévenir toute hémorrhagie prochaine, et procède à l'affrontement. Les fils à suture sont liés, les fils à ligature sont réunis par un morceau de diachylon vers l'angle le plus déclive; il ajoute quelques bandelettes, s'il est indispensable, ayant soin de ne pas trop rapprocher les bords, de laisser un peu bâiller les extrémités, et surtout de ne pas exercer sur la ligne de contact une pression qui tendrait à écarter les surfaces profondes; c'est pour cette raison que quelques praticiens rejettent les bandelettes. La position est surveillée et doit venir en aide à la coaptation; aucune bande ou alèze n'est ajoutée en général pour maintenir le moignon. On exhorte le malade à se tenir tranquille, en lui exposant qu'à l'avenir la guérison dépend entièrement de lui; si l'on n'a pas foi dans ses promesses, une infirmière est chargée de le surveiller, et au besoin de s'installer à son chevet. La camisole de force, dans ce cas ou dans les autres, s'emploie plus rarement que chez nous. Finalement, un morceau de lint mouillé à la température ordinaire et couvert d'un large taffetas gommé est disposé sur la plaie ; on ne met ni bandes ni compresses, ou l'on a recours seulement à deux ou trois circulaires pour fixer le taffetas, ou enfin on applique des tours de bandes nombreux qui, partant de la racine du membre, arrivent jusqu'au moignon, mais s'y arrêtent sans recouvrir son extrémité. Une décoction d'orge ou de gruau, et 10 à 12 gouttes de teinture thébaïque, ou 5 centigr. d'opium, constituent l'ordonnance. Le lendemain, on soulève un coin de taffetas ; de nouvelle eau est égouttée, mais ce n'est pas indispensable, l'ancienne ne s'était pas évaporée. On ne regarde pas la plaie, à moins que les téguments voisins, l'état général et l'état du lint n'inspirent quelques inquiétudes.

Les accidents les plus redoutés, après les amputations, sont ce que les Anglais appellent l'*exhaustion* et le *choc;* ces deux mots signifient affaiblissement général, cessation ou diminution des phénomènes vitaux, sans cause matérielle appréciable à l'autopsie. Le premier, d'après l'idée que je m'en suis fait par la lecture d'un grand nombre d'observations, est un terme général s'appliquant à la mort par épuisement; tandis que le mot choc désigne spécialement l'ébranlement nerveux consécutif à l'opération et l'hémorrhagie primitive. Donc, si l'esprit du malade est abattu, si les téguments sont décolorés et froids, le pouls faible, la pupille dilatée, l'appétit nul, la réaction douteuse, on ordonne les stimulants, et en première ligne le porter, une demi-pinte ou une pinte, et l'eau-de-vie étendue d'eau sucrée, sans cependant discontinuer l'opium, qui, selon M. Skey, a une action spéciale sur les capillaires de la plaie, tendant à favoriser, à régulariser leurs propriétés et leurs fonctions.

Du deuxième au troisième jour, ou plus tôt, s'il n'y a pas d'inflammation avec réaction générale, on donne quelques aliments solides légers, du riz au lait, une côtelette. On sait que l'agitation nerveuse causée par l'opération, les pertes de sang et la diète, simulent parfaitement cette réaction. Vers cette époque, on examine la plaie, et si l'afflux sanguin dépasse les limites salutaires, si une coloration rosée ou rouge vif des bords annonce la tendance à la phlegmasie profonde, les divers antiphlogistiques sont indiqués, et tout d'abord le pansement sédatif et prophylactique à l'eau froide. Si la circulation au contraire est languissante, les stimulants sont nécessaires tant à l'intérieur qu'à l'extérieur, et le pansement à l'eau chaude est essayé le premier ; si enfin la plaie est en bon état, les sutures et bandelettes inutiles sont retirées, et le pansement d'expectation se continue jusqu'à guérison parfaite. Il sera question plus tard des stimulants internes.

Les plaies d'amputation guérissent par trois procédés, comme les plaies ordinaires : 1° Par réunion immédiate en deux ou trois jours ; la passivité du chirurgien en est une condition. 2° Par réunion immédiate secondaire. La précédente ayant échoué, les lèvres, après quelques jours d'aspect sanieux, se couvrent de granulations saines qui contractent des adhérences et se réunissent solidement du dixième au vingtième jour. Voici la conduite à tenir : lorsque l'échec est constaté, on recouvre la plaie d'un cataplasme léger jusqu'à aspect rosé et fongueux, puis on dispose avec discrétion quelques bandelettes, et l'on revient au pansement simple. Ce mode de guérison est très-fréquent à Londres. 3° Par cicatrisation, procédé long, débilitant, exposé à de nombreux accidents. Insister serait tomber dans des répétitions.

A l'hôpital Saint-Georges, l'écoulement de sang étant minutieusement arrêté, j'ai vu trois ou quatre fois terminer le pansement à l'amphithéâtre, c'est-à-dire faire l'affrontement et lier les fils à suture ; mais, après que le malade eut été reporté dans son lit et le lint mouillé disposé comme d'habitude, on plaçait à quelques millimètres une vessie de glace et de sel propre à entretenir à l'entour une atmosphère fraîche. L'un des effets de l'exposition à l'air était obtenu de cette façon. Six ou huit heures après, ces vessies étaient remplacées par le pansement sédatif à l'eau froide, comme transition au pansement ordinaire. Le cas suivant, à King's College hospital, est une double exception légitimée par les circonstances. Un homme de 48 ans, à teinte cachectique, portant une tumeur myéloïde volumineuse du péroné, entre le 15 octobre 1859 dans le service de M. Fergusson. Ce chirurgien pratique la désarticulation tibio-fémorale à lambeau antérieur long et large. Le pansement, terminé de suite, se compose de points de suture, de quinze à vingt bandes de lint mouillé de 3 centimètres de largeur, disposées en travers de la plaie, et se croisant au centre comme les rayons d'une roue, et de deux ou trois autres plus longues enroulées autour du moignon. On ne juge pas nécessaire d'ajouter d'étoffe imperméable. L'infirmière est chargée de renouveler l'eau avec une éponge. L'ordonnance se compose d'opium et lait. Le lendemain, le pansement est renouvelé en entier. On ordonne du porter et quelques aliments solides. Les jours suivants, la nourriture est donnée à loisir, afin d'utiliser le peu d'appétit du patient. Le 20 octobre, je vois le malade : une partie du lambeau antérieur est voisine de la gangrène ; l'écoulement est foncé et sanieux. Une hémorrhagie consécutive se déclare sous mes yeux ; on lui oppose les réfrigérants et les astringents appliqués par l'intermédiaire du lint. Le 23, nouvelle hémorrhagie. Le 24, mort dite par affaiblissement ou *exhaustion*.

ARTICLE VI.

Régime, stimulation.

Mon but ayant été de décrire ce qui est le plus accessible aux visites périodiques d'un étranger, j'ai glissé sur le régime, qui cependant diffère notablement, en Angleterre, de la pratique généralement suivie à Paris. Je n'ai pas l'intention de combler cette omission, mais de jeter un coup d'œil rapide sur ce point d'hygiène en chirur-

gıe. Les Anglais, disons-le de suite, nourrissent davantage leurs blessés ; « la méthode tonique, » chez eux, est à l'état général ce que la
simplicité est à l'état local. En effet, dit Skey, plus nous observons
les phénomènes morbides éclairés par la physiologie, et plus nous
avons confiance dans la nature, plus nous lui abandonnons le soin
de la réparation, plus nous évitons d'épuiser ses forces. Une nourriture substantielle et assimilable, en rapport avec l'impulsion in-
stinctive d'un besoin qui nous trompe peu, est nécessaire, soit pour
accroître directement la somme des matériaux du sang, soit pour
agir comme stimulant général. « Trop souvent les instincts sont né-
gligés, dit le Dr Billing dans ses *Principes de médecine;* on met
empiriquement les patients à la diète en y regardant à peine. Dans
les classes intelligentes même, on voit des gens zélés s'astreindre
volontairement à ce régime. Il est un fait positif : lorsqu'un malade
peut manger, on doit le lui permettre, car s'il avait le moindre soupçon de fièvre, il ne le pourrait pas. » Si ces considérations souffrent
des objections dans les services de médecine, elles sont incontesta-
bles, d'une manière générale, en chirurgie. Cependant M. Cock,
chirurgien en chef à l'hôpital de Guy, m'avouait que l'abondance,
utile aux Anglais, habitués à la bière et aux viandes succulentes, ne
réussirait peut-être pas chez un Français, et que sa règle, à lui, était
de consulter la constitution, les habitudes et les désirs. On verra
plus loin que sa réserve à notre égard est réfutée par deux exemples
récents dans la pratique de Paris.

L'infection purulente, l'érysipèle, la pourriture d'hôpital, le scorbut, sont des affections qui ont un point de contact, celui d'être
favorisées dans leur développement par l'encombrement et une alimentation insuffisante. Or voici ce qu'en 1838, disait le rapport des in-
specteurs des prisons en Angleterre : « Le scorbut sévissait dans la maison de correction de Lewes ; l'augmentation de nourriture le fit
cesser. On revint à la ration habituelle ; la maladie reparut aussitôt.
On se décida à augmenter les aliments d'une façon définitive ; le
scorbut disparut et n'est jamais revenu. » J'emprunterai un argu-

ment à nos propres archives. M. le professeur Malgaigne raconte qu'en 1814, les divers soldats blessés au siége de Paris conservè- rent le régime adopté dans leurs pays respectifs. Les Français et les Allemands furent nourris selon notre division en diète absolue, bouillons et une, deux, trois, quatre portions ; et chacun sait com- bien nous sommes partisans de la diète. Les Russes, au contraire, n'avaient que la ration pour les moins blessés et la demi-ration pour les plus compromis. La demi-ration se composait de pain blanc, 50 décagrammes ; viande, 24 décagrammes ; légumes, 2 décilitres, ou riz, 15 décagrammes ; vin, 1 demi litre, et eau-de-vie, 1 décilitre. La ration entière donnait droit au double de pain et de viande et à 1 décilitre de vinaigre en plus. Or, ajoute M. Malgaigne, malgré ce régime incendiaire, la mortalité des premiers fut de 1 sur 5, et celle des seconds, de 1 sur 27 ; différence énorme.

J'ai précédemment reproduit deux documents sur le régime des hôpitaux de Londres. En les comparant avec le règlement actuel de Paris, l'on s'étonne de ne pas trouver la différence en faveur des premiers d'un quart au moins plus élevée ; et chacun assistant à la distribution des vivres de part et d'autre éprouverait, je crois, un sentiment analogue. A Londres, la quantité est donnée scrupuleuse- ment ; la ration complète est habituelle et aussi fréquente que le sont chez nous une ou deux portions, c'est-à-dire le quart ou la demi- ration. La viande de la ration maximum est donnée rôtie environ cinq fois par semaine, tandis que chez nous elle est infailliblement bouillie, c'est-à-dire dépourvue d'une partie de ses propriétés nutri- tives. J'ai vu à Paris des blessés se réduire volontairement à deux ou une portion, parce que le bouilli des trois ou quatre portions leur répugnait.

A Londres, les suppléments en aliments, soit solides, soit liquides, sont communs ; presque tous les malades en possèdent. Du porter d'excellente qualité est distribué comme extra. Or il est plus nour- rissant que le vin. Un demi-litre de porter donne à l'évaporation 45 grammes d'extrait solide renfermant un principe amer, un principe aromatique, les acides lactique et carbonique, des sels divers, gomme, matière grasse, amidon, dextrine, sucre et gluten. Ces substances, unies à l'alcool et à l'eau, constituent un liquide auquel on s'habitue rapidement, et très-assimilable, si j'en dois croire ma propre. expérience et mes informations auprès des malades; et l'on sait que le pouvoir d'assimilation importe plus à l'alimentation que la somme des principes nutritifs. Pereira, dans son *Traité sur la diète et le régime*, édition de Londres, 1843, dit : « La bière (et le porter) stimule par l'alcool et les acides libres, nourrit par ses aliments respiratoires et plastiques, tonifie par le principe amer du houblon, » etc. Inutile de rappeler que la meilleure bière de Paris n'offre pas d'analogie avec celle de Londres.

La nourriture, bien servie, est présentée sous une forme plus appétissante, en sorte que le moindre appétit est mis à profit. La règle concernant les opérés et ceux menacés d'une suppuration prolongée est, de bonne heure, une soumission intelligente à leurs caprices. La surveillante a l'ordre de leur accorder ce qu'ils désirent, sous la forme demandée, et les administrateurs n'y mettent aucune entrave. L'économie porte sur les objets de luxe, sur certains détails d'hygiène (pour lesquels je renvoie à la page 18 et suivantes), qui ne sont d'aucun préjudice pour le malade; mais, en matière d'alimentation, il y a non pas prodigalité, mais largesse. Les classes malheureuses, dont les maladies ont si souvent pour origine les privations, les chlorotiques s'y réparent rapidement. Il en résulte qu'on n'y trouve pas ce luxe et ce brillant de nos hôpitaux modèles, comme Lariboisière, Necker; mais que d'un autre côté, on n'entend pas les malades s'y plaindre d'une alimentation insuffisante ou peu attrayante.

Auprès du régime, nous placerons l'emploi des toniques et des stimulants : les principaux sont le porter, l'eau-de-vie, les vins d'Espagne, les aliments solides, puis les sels d'ammoniaque, le quinquina, l'opium même, etc. Dans les observations d'amputation que je relevais dans le *Medical times*, ces mots se répétaient constamment : *free use of stimulants,* c'est-à-dire : usage à discrétion des stimulants ; leur lecture me convainquit que grand nombre de succès n'avaient pas d'autre cause. J'ai constaté *de visu* des cas qui certes eussent été traités à Paris, je ne dirai pas autrement, mais mollement. Je réunirai l'alimentation et la stimulation, qui se touchent et souvent se confondent, et je me contenterai de choisir quelques exemples ; je me guiderai en partie sur le traité de M. Erichsen, qui, à l'égard du régime, doit être regardé comme modéré.

Après les plaies légères, comme une amputation de doigt, on réduit de moitié la nourriture habituelle ; après les plaies assez sérieuses, le premier et le second jour on donne des bouillons (décoctions de viande) et autres liquides nourrissants ; dans les plaies plus graves, le thé de bœuf (infusion de viande), de la bouillie, suffisent. Lorsque la réaction inflammatoire diminue, on ajoute progressivement de légers puddings, du poisson, des viandes blanches, etc. Dans ces trois cas, la constitution est supposée bonne, le sujet jeune, la réaction modérée. Les stimulants en général sont inutiles ; ils sont prohibés dans la fièvre à forme inflammatoire franche, sthénique, aiguë.

Mais, si la constitution est chétive, affaiblie ; si le patient est âgé, alité depuis longtemps ; s'il a subi une suppuration prolongée, le régime tonique, substantiel, est indiqué avant l'opération et après, dès le lendemain, quelquefois le jour même, ainsi que l'usage des stimulants gastriques et généraux. Il ne suffit pas en effet de nourrir, il faut entretenir ou exciter, fût-ce d'une manière factice, les fonctions partielles de la digestion et les fonctions générales, qui permettent aux aliments de parcourir leur évolution, de se porter où le besoin l'exige, et d'acquérir toute leur efficacité. Sans doute la stimulation est un moyen provisoire, qu'il faut renouveler à grands frais ; mais on peut mourir d'un simple accident, d'une sédation passagère que le stimulant prévient artificiellement, jusqu'à ce que le régime y remédie naturellement. «A l'hôpital, après une opération grave, dit M. Erichsen, cette méthode est la meilleure ; beaucoup succomberaient qui doivent leur salut à l'eau-de-vie, au vin, au porter, aux œufs, au thé de bœuf, administrés de bonne heure. Le liquide dont le malade fait usage en santé est préféré. C'est le prophylactique par excellence de ces formes asthéniques et diffuses d'inflammation aiguë ou chronique qui frappent les constitutions débiles, et je ne connais rien de préférable à la mixture d'œuf et d'eau de-vie de la phamacopée de Londres. » Je transcris deux notes prises dans le service de M. Syme : « Il ne préconise pas les stimulants dès le lendemain d'une amputation. — Un jeune homme, amputé de la cuisse il y a une semaine, prend chaque jour un grog au wiskey, auquel il était habitué auparavant. »

Dans le cours du traitement d'une fracture compliquée, après une grande amputation, on voit quelquefois le malade s'affaiblir, l'intelligence diminuer, la diarrhée se montrer ; le pouls est petit, filiforme, et cependant fréquent ; la langue est sèche, foncée ; les gencives sont fuligineuses. Lorsque ces phénomènes, rattachés par M. Erichsen à une inflammation sourde et asthénique, sont de faible intensité, les stimulants ordinaires suffisent ; mais, s'ils sont prononcés, cet auteur recommande un mélange de carbonate d'ammoniaque et de bicarbonate de potasse additionné d'acide citrique, quantité suffisante pour faire effervescence dans l'eau. Il ordonne au malade les aliments qui lui plaisent davantage, et ajoute des alcooliques. Au début, dit-il, ce traitement n'est pas bien supporté ; mais, avec de la persévérance, il finit par amener les meilleurs effets ; son efficacité est telle que, s'il est suspendu un instant, le malade semble s'éteindre, et ne revient à la vie qu'après une administration nouvelle et soutenue de brandy, de porter, d'œufs, de quinquina, etc. L'indication de stimuler énergiquement est formelle dans le collapsus qui accompagne un accident, une opération grave, ou qui succède à une hémorrhagie consécutive ou à une suppuration prolongée. La méthode tonique est encore recommandée chez les sujets débilités, dont l'organisme ne peut répondre aux exigences d'une réunion immédiate, et dans certaines gangrènes asthéniques. Le tact du chirurgien se charge de proportionner la quantité des stimulants proprement dits et de la nourriture. Voici une observation, malheureusement incomplète, qui met cette méthode en relief.

Un homme, d'une quarantaine d'années, entre à l'hôpital de Guy, vers le commencement de 1859, pour une affection chronique du genou gauche. Bientôt tout le membre correspondant est envahi par un vaste phlegmon diffus, pour lequel neuf longues incisions furent promptement pratiquées. Au niveau de chaque plaie, les muscles sont disséqués; dans l'intervalle, la peau est décollée et plus ou moins sphacélée. Pansement avec le lint mouillé d'hypochlorite de soude. — Le 22, toutes les parties sphacelées sont à peu près éliminées; les surfaces sous-cutanées mises à nu aux régions antérieures et internes de la cuisse et de la jambe, et au côté externe de la fesse, mesurent à peu près les deux cinquièmes de la circonférence depuis le pli de l'aine jusqu'au cou-de-pied; d'immenses morceaux de lint simples ou doubles, imbibés d'hypochlorite de soude, sont déposés trois fois par jour sur cette affreuse plaie, sans compresse ni étoffe imperméable sus-jacente. — Le 27, de nouvelles portions de tégument sont détachées ou sphacélées; cependant l'état local est satisfaisant. A la surface des muscles, des tendons, au fond des interstices, ont pris naissance des granulations nombreuses, vermeilles, de moyen volume. La suppuration est en quantité médiocre, de bonne nature, et sans odeur; le moral du patient est excellent; il examine ses blessures, et se déclare satisfait de son pansement simple et léger; il repose dans une chambre particulière, à l'abri de tout dérangement. — Le 18 octobre, les téguments non gangrenés reprennent adhérence aux parties profondes; les surfaces à nu diminuent des deux tiers, par suite de l'amaigrissement des parties molles, de la cicatrisation et de la rétraction combinées; leur physionomie est meilleure de santé, si je puis m'exprimer ainsi; la suppuration est très-faible; il semble que la nature se complaise à montrer sa prévoyance. Ce malade a surmonté de telles épreuves, l'état

général et local est si satisfaisant, qu'il est présumable que la guérison est aujourd'hui complète, sauf les vastes cicatrices qui ont dû
en résulter. Or je l'ai visité chaque jour, durant cette période cri-
tique d'élimination d'eschares aussi vastes, où la suppuration sub-
aiguë devait tendre à la fétidité et à l'abondance, où les infections
putride et purulente, la diarrhée, étaient imminentes. Habitué à nos
services de Paris, ma première question concernait les frissons; jamais le moindre accident, la moindre inquiétude n'entrava la marche
régulière et comme fatale vers la guérison. L'état général oscilla
à peine; en dépit du teint jaune et d'un certain amaigrissement,
la santé ne déclina réellement pas. Voici quelle était la conduite
de M. Cock : dès le premier jour, il fit transporter le patient dans
la chambre particulière du bâtiment à part, réservé à ce genre de
cas. Après les cataplasmes d'usage, pour exciter au travail de granulation et d'élimination des eschares, il adopta le pansement simple
à l'eau claire, sans étoffe imperméable; puis il substitua la solution
d'hypochlorite de soude; il recommanda la légèreté, et eut les plus
grands égards pour le bien-être du malade ; enfin, quand l'état aigu
eut cessé, il se fia entièrement aux besoins et même aux caprices du
patient, dont l'esprit était d'ailleurs sain et calme. La surveillante
eut ordre de mettre à profit les moindres lueurs d'appétit. « Le salut
de ce malade, disait M. Cock, n'est pas dans les ressources de l'art ;
si, volontairement ou autrement, il peut manger proportionnellement
à sa déperdition , il est sauvé; si l'appétit fait défaut ou ne peut
être réveillé par aucun moyen, il mourra certainement. » Aussi la limite du régime, la nature des extras, la dose des stimulants, n'étaient
pas désignées; sur ma demande, le malade répondait infailliblement qu'on lui avait donné tout ce qu'il avait demandé, et qu'il se
trouvait aussi bien soigné sous ce rapport que chez lui. Au début,
il lui fallait une grande volonté pour terminer son beefsteack, mais
il savait que son existence en dépendait; et l'économie progressivement reprit sa vigueur. Il prenait quelquefois une pinte et demie
de porter par jour, ou 2 pintes de bière, outre son grog, son café,

son thé. Dans mon opinion, ce malade a dû sa délivrance à la *mé-thode tonique.*

Le principe d'une alimentation abondante fait chaque jour des partisans à Paris. Dans les hôpitaux d'enfants, les portions ne sont pas marquées sur les cahiers, afin de laisser plus de latitude aux sœurs, et de leur permettre de se régler sur l'appétit du petit malade. M. Dolbeau, remplaçant M. Richet à l'hôpital Saint-Louis, a soumis à l'épreuve, en 1859, le système anglais. Il accorda à quelques amputés la ration solide et liquide à laquelle ils étaient habitués auparavant; il dépassa même cette quantité. Ses résultats réfutent les doutes de M. Cock, et prouvent que la méthode est applicable chez nous.

Mon collègue, M. Maugin, l'un des internes du service, a eu l'extrême bonté de me remettre une note que je prends la liberté de transcrire textuellement:

«Il résulte pour moi, non-seulement de cette année, mais de toutes celles que j'ai passées dans les hôpitaux, la conviction qu'il y a avantage à alimenter d'aliments solides et liquides les malades, dans la proportion de leur appétit et des conditions habituelles de leur existence passée. Les malades, et spécialement les amputés qui n'ont pas d'appétit après l'opération, meurent. D'autre part, il est difficile dans une salle commune d'empêcher de boire et de manger en cachette les opérés en appétit. Voici les renseignments : Thorel, 35 ans, né à Abbeville, frappeur sur métaux, est entré à Saint-Louis, salle Saint-Augustin, le 24 janvier; il buvait souvent 3 litres de vin dans sa journée, sans compter les excès. L'affection qu'il portait était une tumeur blanche, scrofuleuse, ou autrement une ostéite avec fongosités synoviales. Des abcès survinrent, l'articulation suppura, l'amputation de la cuisse fut pratiquée le 21 septembre. Avant l'opération et jusqu'à ce moment, il s'était contenté des 5 portions de vin; aussitôt après, le soir même, il eut à sa disposition, pour vingt-quatre heures, 500 grammes de bagnols et 750 grammes de vin ordinaire, plus

125 grammes de bordeaux de temps en temps, et quelques portions qu'il achetait aux voisins ; il mangeait de grand appétit quatre fois par jour, en total : 2 côtelettes, 2 œufs, 4 potages, 2 bouillons, ce qu'on appelle une portion, et ce qu'il pouvait acheter aux voisins. Pendant les huit premiers jours, il resta perpétuellement entre deux vins, c'est-à-dire héhété, comme il le dit, et dans une sorte de calme heureux, comme dans une demi-ébriété ; il ne se sentait que la faim et la soif. Peu à peu il se réhabitua au régime susdit, qui fut continué jusqu'au 1ᵉʳ décembre. La cicatrisation du moignon fut longue, mais sans accidents intercurrents. Maintenant il est encore au lit à cause de l'extension de l'ostéite scrofuleuse au fémur, qui se nécrose dans une certaine étendue. Un autre amputé de cuisse, âgé de 16 ans, est sorti guéri au bout d'un mois, après une opération semblable, faite dans des conditions et pour une affection analogue. Sa ration de vin consistait en 500 grammes bagnols et 500 grammes vin ordinaire. Comme je l'ai déjà dit, nous avons eu toujours beaucoup de peine à faire manger ceux qui sont morts d'infection purulente ou putride dans les quinze premiers jours. »

En résumé, parmi les faits exposés dans cette seconde partie, les suivants me paraissent plus dignes d'attention : 1° l'emploi de l'eau simple ou médicamentée dans les pansements ; 2° celui du lint ; 3° celui d'une étoffe imperméable en guise de compresse immédiate ; 4° le rejet du cérat, des onguents, du linge fenêtré, de la charpie effilée ; 5° l'usage modéré de compresses, de bandes, etc. ; 6° l'ajournement du premier pansement ; 7° la persévérance des tentatives en vue de la réunion immédiate ; 8° l'expectation, puis le rationalisme dans le traitement des surfaces en suppuration ; 9° la stimulation des blessés et opérés, et le régime substantiel.

TROISIÈME PARTIE.

STATISTIQUES DE MORTALITÉ EN ANGLETERRE.

J'ai exposé l'organisation et l'hygiène des hôpitaux dans la première partie, le traitement des plaies dans la deuxième; j'ai tenté de faire ressortir quelques-uns des principes qui m'ont le plus frappé en Angleterre. Je me propose maintenant de montrer que les résultats généraux confirment les avantages que j'ai énumérés, et que, par conséquent, il y a réellement lieu d'introduire quelques perfectionnements dans la pratique des hôpitaux de Paris.

Cette troisième partie comprend quatre articles. Le premier est consacré à des statistiques établissant la proportion des décès à Londres et dans les provinces d'Angleterre, dans trois ou quatre grandes opérations types. Le deuxième roule exclusivement sur les grandes amputations; il est le complément du précédent. Mes documents étant considérables, j'ai cru devoir les mettre à profit et tenter de résoudre, chemin faisant, quelques questions chirurgicales en litige. Le troisième est un aperçu sur les causes de mortalité dans les amputations en Angleterre, aperçu susceptible d'être pris pour élément de comparaison avec ces mêmes causes en France. Le quatrième propose un nouveau mode opératoire dont j'ai constaté les bons résultats; l'un de ses caractères étant la simplicité dans les pansements, sa place était naturellement indiquée dans cette étude.

Les sources principales auxquelles j'ai puisé sont :

1° Les bulletins mensuels des grandes opérations pratiquées dans les quinze hôpitaux de Londres, énoncés à la page 96, et publiés par le journal *Medical times and Gazette*. Ces notes sont d'une à trente lignes; la plupart sont précises, un petit nombre sont incomplètes.

Parmi ces dernières, quelques-unes sont indiquées «en traitement;» mais ces cas, dans un alinéa à part des bulletins suivants, étant quelquefois indiqués comme «morts,» j'étais autorisé à suivre l'exemple de M. Malgaigne, qui, dans ses statistiques, a considéré «comme guéris tous ceux qui n'étaient pas morts.» Cependant, ne voulant pas devoir au hasard un seul chiffre en ma faveur, j'ai inscrit comme morts un certain nombre de cas dits «allant mal.» D'autres fois j'ai omis des observations trop indécises pour me fournir un jugement assuré. Mon relevé porte uniquement sur les amputations dans la continuité de l'avant-bras, du bras, de la jambe et de la cuisse. J'ai laissé de côté les amputations simultanées. M. Samsen, de King's college, ayant puisé aux mêmes sources, est arrivé à des chiffres un peu différents. Mais, ce chirurgien ayant donné son total en bloc, je ne puis contrôler les motifs de notre dissidence; ou il s'est contenté du résumé sommaire qui précède chaque bulletin, lequel renferme de fréquentes erreurs, ou il a admis dans ses tables certaines désarticulations qui, en Angleterre, sont aussi désignées sous le nom d'amputations, ou enfin, ce qui est probable, nous aurons différé dans l'appréciation ou le rejet des cas embarrassants. Sa moyenne générale de mortalité à Londres est inférieure à la mienne et appuierait davantage mes conclusions générales. Si donc on m'adressait le reproche de donner la préférence à mes propres relevés pratiqués en vue d'une comparaison rigoureuse avec les chiffres de M. le professeur Malgaigne, mon désir d'atténuer une comparaison défavorable à l'école à laquelle j'appartiens serait mon excuse. Toutefois, les esprits scrupuleux pouvant y trouver à redire, je les mets à même de substituer les résultats de M. Samsen aux miens.

2° La brochure de M. Samsen, associé de Kings' college, publiée à Londres en 1859, et intitulée *Mortalité dans les amputations*.

3° Un mémoire de M. Bryant, chirurgien assistant à l'hôpital de Guy, lu à la Société royale médico-chirurgicale de Londres, inséré aux archives de 1859. Il roule sur 300 amputations de toute nature inscrites sur les registres de l'hôpital ci-dessus.

4° Les statistiques particulières de l'hôpital Saint-Georges et de l'hôpital de l'Université, insérées dans les journaux *la Lancette* et le *Medical times.*

5° Un ouvrage de M. T.-P. Teale, chirurgien à l'infirmerie générale de Leeds, publié à Londres en 1858, intitulé *Amputation par un lambeau long et un lambeau court.*

6° Deux mémoires insérés dans la *Gazette médicale de Londres*, t. XXIV, 1840, par le Dr Laurie, et dans le *Glascow medical journal*, 1854, par le Dr Mac Ghie, tous deux directeurs de l'infirmerie de Glascow. Il existe, pour cet hôpital, une autre statistique du Dr Steele, mais les résultats en sont presque tous consignés dans le travail du Dr Mac Ghie ; l'insuffisance du mémoire original sur un laps de trois années m'a engagé à omettre les autres. Un travail de Samuel Fenwick, dans le *Journal des sciences médicales*, octobre 1847. Un mémoire de James, d'Exeter, inséré dans le *Journal médico-chirurgical de province*, 1852.

7° Quelques documents de moindre importance, dont je noterai l'origine.

8° Le travail remarquable de M. le professeur Malgaigne, publié dans les *Archives générales de médecine* de l'année 1842, résumant la mortalité dans les amputations durant les années 1835 à 1841, pour tous les hôpitaux de Paris.

Je ne saurais passer outre sans toucher à une question délicate. Les praticiens anglais, a-t-on dit, cachent les insuccès et ne publient que les cas heureux ; leurs statistiques sont sans valeur. Il suffit d'énoncer une pareille accusation pour la renverser. Le culte de la science, l'intérêt bien entendu de la pratique médicale, le respect de la vérité, sont sacrés chez nos voisins aussi bien que chez nous. Les infractions coupables à cette première loi du savant sont également stigmatisées dans les deux pays. Toutefois mes conclusions générales étant contraires à celles que j'eusse désirées, comme élève de l'École de Paris, j'ai accepté seulement les statistiques claires et détaillées, j'ai remonté aux mémoires originaux, aux discussions et débats soulevés dans les sociétés savantes et les publications, et j'ai rejeté tout ce qui laissait l'ombre d'un doute. J'ai surtout pris connaissance des polémiques relatives aux 543 cas que j'ai collectés dans le *Medical times*. Eh bien, sans nier que je n'aie pu me tromper dans l'appréciation de phrases douteuses, j'affirme ne conserver aucune doute sur leur valeur. J'ajouterai n'avoir rien vu ou entendu qui puisse motiver un soupçon sur 'la parfaite honorabilité scientifique des écrivains anglais, et je suis persuadé que maint jugement inexact a pour seule origine une rivalité traditionnelle et une partialité indignes de la fin du XIXᵉ siècle et de notre but commun.

ARTICLE Iᴱᴿ.

Mortalité en Angleterre dans quelques operations types.

TABLEAU I.

*Mortalité dans quelques grandes opérations. — Hôpitaux de Londres * (1).*

Opérations de hernie étranglée pendant l'année 1856 et la moitié de 1857..............	175 cas.	79 décès	ou 45	%
Résections articulaires durant les années 1855, 1856, et moitié de 1857................	69 »	13 »	ou 18.8	»
Ablations de seins pendant les années 1856 et moitié de 1857.........................	113 »	7 »	ou 6.19	»
Ablations de tumeur bénigne pendant les années 1854-55-56 et moitié de 1857........	361 »	11 »	ou 3.04	»
N. B. Herniotomies à Paris, selon M. Malgaigne.................................	220 »	133 »	ou 60	»

---

(1) Les tableaux accompagnés d'un astérisque proviennent de mes relevés personnels.

De ce tableau, nous déduisons que : 1° les opérations de hernie étranglée sont moins fatales à Londres qu'à Paris, dans la proportion de 45 à 60, c'est-à-dire d'un quart en moins. Je fais remarquer que les Anglais se décident plus facilement que nous à cette opération. 2° La mortalité, dans les résections articulaires à Londres, est faible, si l'on considère la gravité *a priori* de ce genre d'opération, regardée chez nous comme très-sérieuse ; 3° la mortalité dans les ablations de sein, 6,2 pour 100, est très-légère à Londres, surtout si l'on a égard aux dégénérescences graves comprises dans le total ci-dessus ; 4° la mortalité pour ablation de tumeurs bénignes est encore plus faible, 3 pour 100. J'ai tenu à reproduire ce résultat, parce que les plaies par instruments tranchants d'une certaine étendue qui en résultent se prêtent admirablement à une pratique simple et aux tentatives de réunion immédiate. Dans cette liste, n'entrent pas de petites grosseurs sans importance, mais des tumeurs du volume d'une petite orange et au delà, occupant toutes sortes de régions, envoyant ou non des prolongements profonds ; quelques-uns des décès sont pour vastes tumeurs du cou, de l'aisselle, etc. Or, dans les hôpitaux de Paris, sur 100 plaies de cette nature, le praticien déplore au delà de 3 ou 4 morts.

Cependant, dans une clinique de la Charité en 1853 par M. Velpeau, je trouve les paroles suivantes : « Nous avons pratiqué 24 ablations de sein, et, ce qu'il y a de remarquable, c'est que nous n'avons pas perdu une seule malade. »

Tableau II.

Mortalité dans les amputations en général. — Hôpitaux de Londres.

Samsen. Les 15 principaux hôpitaux de Londres.	Année 1840....	87 cas.	32 décès	ou	36	%
—	— 1854....	180 »	56 »	ou	31	»
—	— 1855 (1).	136 »	35 »	ou	26	»
—	— 1856....	155 »	43 »	ou	27	»
—	Les six premiers mois de 1857....	84 »	19 »	ou	22	»
—	De janvier 1854 à juillet 1857....	555 »	153 »	ou	27.56	»
Bryant. Hôpital de Guy.........		300 »	— »	ou	25	»
Journal *la Lancette*. Hôpital de l'Université.		174 »	41 »	ou	23.5	»
Journal *Medical times*. Hôpital St-Georges, de 1850 à 1856.........................		107 »	32 »	ou	30	»

Tableau III.

Mortalité dans les grandes amputations en général. — Hôpitaux de Londres. *

Amputations du membre supérieur.......	142 cas.	29 décès	ou	20.42	%
— — inférieur........	401 »	131 »	ou	32.64	»
Total dans la continuité.....	543 »	160 »	ou	29.46	»

Tableau IV.

Mortalité dans les grandes amputations en général. — Hôpitaux de Paris
(Malgaigne).

Amputations du membre supérieur.......	119 cas.	49 morts	ou	41.17	%
— — inférieur........	390 »	231 »	ou	60	»
Total des gr. amput. dans la continuité..	509 cas.	280 morts	ou	55.4	»

(1) En 1853-54-55, une épidémie de pyémie a sévi à l'hôpital Saint-Georges.

La statistique de M. le professeur Malgaigne, roulant sur les années 1835 à 1842, est la seule importante, relative aux amputations de Paris, dont nous puissions nous servir; l'administration de l'Assistance publique depuis lors a refusé toute demande ayant pour but de livrer à la science les immenses matériaux qu'elle doit posséder (1). Je suis donc réduit à considérer les chiffres de M. Malgaigne comme représentant la moyenne de la pratique publique de Paris; il y a lieu de croire en effet que la mortalité dans les amputations a peu varié. M. le professeur Nélaton déclarait, il y a deux ou trois ans, qu'à la Clinique on n'avait encore eu que deux succès dans les amputations de cuisse chez les adultes; j'ai appris que ce fait ne s'est malheureusement pas démenti depuis. Or, que l'on adopte mon tableau ou celui de M. Samsen, la conclusion est identique. A Paris, de 1835 à 1842, la mortalité pour cent des grandes amputations dans la continuité a été double de celle de Londres, de janvier 1854 à juillet 1857, et le choléra régnait encore dans cette dernière ville durant l'année 1854. On a dit que la comparaison des amputations en masse donnait des résultats douteux; cependant, en consultant les tableaux suivants, on verra les succès à Londres se confirmer avec quelques variations dans les diverses subdivisions d'amputations.

J'insérerai ici un résumé relatif aux provinces d'Angleterre; la majorité de ces cas a été recueillie à des époques contemporaines des améliorations de la chirurgie anglaise; je n'y renferme pas 235 amputations relevées à Glascow par le Dr Laurie à partir de l'année 1794, ni 439 autres exclusivement de cause traumatique appartenant au Dr Mac Ghie. J'ai aussi négligé 61 cas de Peacock, d'Édimbourg, donnant 31 morts, proportion anormale qui m'a laissé des

---

(1) J'avais espéré une faveur exceptionnelle, grâce à une excellente lettre propre à lever les obstacles; mais, quoique reçu avec bienveillance, je ne tardai pas à revenir de mon illusion, et voici un mois passé que j'attends en vain une réponse formelle.

doutes sur la nature de ces amputations, et pour laquelle je n'ai pu consulter le travail original.

TABLEAU V.

Mortalité dans les grandes amputations en général. — Hôpitaux de province, en Angleterre et Écosse.

James. Hôpital de Devon et Exeter...................	De 1816 à 1849.	300 cas.	43 décès	ou 14.3 %
Hussey. Infirmerie de Radcliffe, Oxford..............	De 1838 à 1852.	116 »	13 »	ou 11 »
G. May. Hôpital royal de Berkshire...................	De 1838 à 1845.	27 »	5 »	ou 18.5 »
Halton. Les 2 hopitaux de Liverpool.................	De 1834 à 1843.	139 »	21 »	ou 15 »
H. Augustus. Infirm. de Bristol.	De 1848 à 1849.	26 »	2 »	ou 7.6 »
S. Fenwick. Hôpital de Newcastle sur Tyne.	De 1820 à 1847.	229 »	54 »	ou 23.5 »
Id. Infirmerie de Chester....'.	De 1838 à 1841.	21 »	9 »	ou 42 »
Id. 6 hop. d'Écosse non désign.	En 1842.	24 »	3 »	ou 12 . »
Total des 14 hôpitaux ci-dessus..........		943 cas.	181 décès	ou 19.3 »

Samsen. Tous les hôpitaux de province, en Angleterre, durant l'année 1856................................ 26.1 %.

Conclusion : la pratique de province, en Angleterre, est plus heureuse que celle de Londres, fait déjà établi entre Paris et les départements.

En résumé, les opérations, à en juger par les exemples ci-dessus, s'accompagnent d'une mortalité moindre à Londres qu'à Paris ; c'est là un fait propre à émouvoir nos praticiens et à fixer l'attention de nos autorités médicales. Comment l'expliquer ? Quatre causes peuvent être invoquées : le mode opératoire, le génie endémique, l'hygiène des hôpitaux et des malades, le traitement des plaies.

1° Le mode opératoire. J'ai vu pratiquer en Angleterre des opérations admirables avec prévoyance et habileté ; cependant la difficulté des manœuvres sur le cadavre, par suite de la rareté et du prix élevé de ceux-ci, opposée à la facilité d'instruction dans nos magnifiques amphithéâtres de Clamart et de l'École pratique, ferait supposer que la médecine opératoire y est moins avancée. Je ne suis pas d'ailleurs en mesure d'aborder ce point.

2° Le génie endémique constitue une face difficile de la question. Je n'entreprendrai pas un parallèle des conditions hygiéniques et climatériques de Londres et de Paris ; de part et d'autre, existent des avantages et des désavantages qui me semblent s'équilibrer. Cependant on peut représenter le génie endémique d'une ville par le rapport qui existe entre sa population et la somme de ses décès. Or, pendant les époques sur lesquelles portent les deux statistiques que j'ai surtout comparées, la mortalité, sur 1,000 habitants, s'est ainsi répartie :

A Londres.		A Paris.	
En 1854........	29,3.	En 1835........	27.
En 1855........	24,0.	En 1836........	26,3.
En 1856........	21,7.	En 1837........	30.
En 1857........	22,2.	En 1838........	28,2.
		En 1839........	27,5.
		En 1840........	30,6.
		En 1841........	28 (1).

Autrement dit, le génie endémique ou de mortalité à Londres, de 1854 à 1858, était de 24,3 ; celui de Paris, de 1835 à 1842, était de 28,2. Il était donc sensiblement égal de part et d'autre aux époques comparées dans les tableaux III et IV.

Je sais bien que, d'une année à l'autre, et d'une ville à une autre,

____

(1) 20e Rapport annuel de l'enregistrement en Angleterre. — Statistique de la France, 2e série.

les causes morbides peuvent se répartir inégalement et sur des maladies différentes; mais il est infiniment probable que le génie qui domine les affections médicales d'une contrée a une influence analogue vis-à-vis des affections chirurgicales; il serait singulier que, sur les bords de la Tamise, la fièvre typhoïde, par exemple, fût fréquente, et que l'infection purulente, qui s'en rapproche tellement, fût rare. Tout en faisant mes réserves, je tiens donc pour comparables les chiffres ci-dessus, et j'en déduis que le génie endémique est insuffisant pour expliquer la grande mortalité des opérations à Paris.

Parmi les hôpitaux de province, il en est un réputé pour ses insuccès, c'est l'infirmerie royale de Glascow, ville d'Écosse, de 385,000 âmes; il possède 632 lits, dont 162 pour la chirurgie; il est bien tenu, mais il est contigu au cimetière principal de la ville. Les salles de chirurgie sont insuffisantes pour les accidents multipliés fournis par les mines de fer et de charbon, les manufactures, les usines et un port considérable; elles sont encombrées en permanence de lits supplémentaires. Le typhus y est endémique. Or, de 1794 à 1838, sur 117 amputations pour cause traumatique, il y eut 63 morts ou 54 pour 100; de 1842 à 1853, 439 cas analogues ont donné 169 morts ou 36 pour 100; tandis que, sur 166 amputations de cause traumatique prises dans les tables de M. Malgaigne, il y eut 104 morts ou 62,5. Malgré les conditions désastreuses qui rendent cet hôpital l'un des plus fatals du Royaume-Uni, la mortalité dans des amputations de même nature fut donc de 9 pour 100 dans la première période, et de 26,5 dans la seconde, moins forte qu'à Paris, de 1835 à 1842. Ce rapprochement prouve que les différences de mortalité tiennent moins aux conditions inhérentes et extérieures à l'hôpital qu'à son organisation intérieure et au traitement chirurgical, lesquels, à Glascow, sont modelés sur ceux de la métropole.

3° L'hygiène est de deux ordres: celle de la salle, confiée à l'administration; celle des malades, confiée aux chirurgiens. J'ai précé-

demment indiqué dans les hôpitaux de Londres le petit nombre et
la rusticité des lits, l'absence presque totale de rideaux, la salle à
manger dans chaque section, la ventilation naturelle par cheminées,
la quantité d'infirmières, la prescription d'éloigner ou de brûler de
suite les objets de pansement, l'existence de chambres et salles
particulières, l'intégrité de l'atmosphère, etc. J'ai insisté sur la nourriture substantielle, assimilable et bien servie, sur la méthode tonique
et stimulante, sur la loi de sacrifier au bien-être et aux instincts du
malade, etc. En présence, d'une part, de ces faits appuyés sur l'hygiène et la physiologie, d'autre part, de la diminution de mortalité, n'est-on pas en droit d'établir une relation de cause à effet?

4° La méthode anglaise de pansement diffère de la nôtre; elle
condamne la charpie française, le cérat, les masses de linge; elle
obéit rigoureusement à la pensée de Desault : « La simplicité est
l'indice de la perfection. » Se rapprocher de la perfection, c'est diminuer la mortalité.

Je résume ma conviction : La mortalité dans les amputations et
les herniotomies est certainement inférieure en Angleterre, et pour
plus de précision, à Londres. Le motif ne réside exclusivement ni
dans les tentatives de réunion immédiate, ni dans l'exposition de la
plaie à l'air, ni dans toute autre pratique de détail, mais dans la
méthode et les préceptes. J'attribue la meilleure part à l'hygiène
des salles, à l'usage des toniques et stimulants internes, et à l'inter-
diction de la charpie effilée, qui exagère les suppurations et favorise le développement, la conservation et le transport des miasmes.

ARTICLE II.

Mortalité dans les amputations en particulier.

Larrey et Dupuytren regardaient les amputations sur le champ de bataille comme moins graves que celles des hôpitaux (qui le plus souvent sont de cause pathologique). M. Malgaigne, qui a lutté contre tant d'erreurs traditionnelles, attaqua cette opinion, née d'un malentendu ; il démontra la mortalité plus forte des amputations traumatiques sur les pathologiques. Il semble, dans son récit pittoresque de ses débuts à Varsovie, considérer les primitives comme aussi fatales que les secondaires ; il s'abstient toutefois de tirer conclusion d'une statistique personnelle portant sur 69 cas des deux sortes, et laisse la question pendante. L'abondance des matériaux que j'ai accumulés pour le précédent chapitre m'engage donc à les utiliser. Mon but sera double : 1° de continuer dans la même voie de comparaison entre Londres et Paris ; 2° d'établir la gravité relative des diverses amputations de cuisse, jambe, bras et avant-bras, et spécialement des primitives et des secondaires. Un chiffre colossal de 3,250 cas au moins m'autorise à espérer que mes conclusions offriront des garanties.

Mortalité dans les amputations de cause traumatique et dans celles de cause pathologique. Entre l'action traumatique récente et la maladie constitutionnelle, la confusion est impossible ; mais, entre l'altération d'un os, d'une articulation, la phlegmasie, l'ulcération d'origine traumatique ancienne, pour lesquelles le patient se présente à l'hôpital, et la lésion également traumatique dont l'amputation secondaire n'est admissible qu'à une époque très-reculée, il en est autrement ; de là une source d'embarras dans les statistiques. Dans mes relevés, j'ai considéré ces cas arbitraires comme pathologiques, lorsque la lésion primitivement traumatique n'a pris une physionomie nouvelle qu'insidieusement, après plusieurs mois, et sous l'influence d'une prédisposition constitutionnelle.

TABLEAU VI.

Mortalité dans les amputations traumatiques et pathologiques. — Hôpital de l'Université de Londres.

Amput. de cuisse........ 23 traumat. 14 décès.   46 pathol. 9 décès.
  id.   de jambe......... 17   »   3 « »   48   »   8   »
  id.   d'épaule et de bras 7   »   2 « »   16   »   5   »
  id.   d'avant-bras..... 6   »   » « »   11   »   »   »

        Total....... 53 traumat. 19 déc. ou 36 % 121 path. 22 d. ou 18 %.

TABLEAU VII.

Mortalité dans les amputations traumatiques et pathologiques. — Hôpitaux de Londres. *

Amput. de cuisse. 67 traum., 40 déc. ou 60 %. 203 pathol., 43 déc. ou 21 %.
  id.   de jambe. 55   *id.*   26 *id.*   ou 47 *id.*   69   *id.*   18 *id.*   ou 26 *id.*
  id.   de bras. 45   *id.*   10 *id.*   ou 22 *id.*   19   *id.*   8 *id.*   ou 40 *id.*
  id.   d'av.-bras. 47   *id.*   9 *id.*   ou 19 *id.*   26   *id.*   2 *id.*   ou 8 *id.*

      Total.... 214 traum., 85 déc. ou 39,7 %. 317 pathol., 71 déc. ou 22 %.

TABLEAU VIII.

Mortalité dans les amputations traumatiques et pathologiques. — Hôpitaux de Paris (Malgaigne).

Amput. de cuisse. 46 traum., 34 déc. ou 75 %. 153 pathol., 92 déc. ou 60 %.
  id.   de jambe. 79   *id.*   50 *id.*   ou 63 *id.*   112   *id.*   55 *id.*   ou 50 *id.*
  id.   de bras. 30   *id.*   17 *id.*   ou 56,6 *id.*   61   *id.*   24 *id.*   ou 40 *id.*
  id.   d'av.-bras. 11   *id.*   3 *id.*   ou 27 *id.*   17   *id.*   5 *id.*   ou 29 *id.*

(1) Total..... 166 traum. 104 déc. ou 62,5 %. 343 pathol., 176 déc. ou 51 %.

---

(1) Pendant l'insurrection de juin 1848. Hôpitaux de Paris : 143 amputations traumatiques, 96 décès ou 52 %.

14

Tableau IX.

Mortalité dans les amputations traumatiques et pathologiques. — Hôpitaux de province.

James, d'Exeter.	94 traum.,	24 décès.	206 path.,	18 déc.	
Halton, de Liverpool.	54 *id.*	12 *id.*	39 *id.*	5 *id.*	
Fenwick, de Newcastle.	76 *id.*	24 *id.*	144 *id.*	28 *id.*	
Laurie, de Glascow,	117 *id.*	63 *id.*	148 *id.*	34 *id.*	
Hussey, de Radcliffe.	27 *id.*	4 *id.*	89 *id.*	9 *id.*	

Total...... 368 traum., 127 déc. ou 34,8 %. 626 path. 94 déc. ou 15 %.

Tableau X.

Mortalité dans les amputations traumatiques et pathologiques. — Hôpitaux de Liverpool, Glascow, Newcastle, et Exeter.

Amputations de cuisse.	82 traumat.,	48 décès.	279 pathol.,	40 décès.			
id. de jambe.	115 *id.*	46 *id.*	179 *id.*	35 *id.*			
id. de bras.	93 *id.*	29 *id.*	53 *id.*	6 *id.*			
id. d'avant-bras.	51 *id.*	1 *id.*	26 *id.*	4 *id.*			

Les amputations pour cause traumatique sont à celles pour cause pathologique :: 36 : 18 dans le tableau VI, :: 40 : 22 dans le tableau VII, :: 62,5 : 51 dans le tableau VIII, et :: 35 : 15 dans le tableau IX. Autrement dit, les premières sont d'un quart à une moitié plus mortelles que les secondes. Par une de ces anomalies des statistiques provenant de la difficulté à faire la part de toutes les causes qui régissent le pronostic, les décès pour amputations pathologiques du bras sont, dans le tableau VII, le double de ceux pour amputation traumatique. Cette singularité ne saurait porter préjudice aux autres rapports, qui demeurent rationnels. Je ne dirai rien des conséquences pratiques qui découlent de cette gravité re-

lative des amputations traumatiques. Rappelons les salles d'acci
dents et les chambres particulières d'amputations traumatiques
créées par presque tous les hôpitaux anglais.

Mortalité dans les amputations primitives et secondaires. Une difficulté s'élève de nouveau pour classer ces deux genres d'opération.
Les amputations primitives, dit M. Erichsen, se pratiquent dans les
vingt-quatre (ou trente-six heures après l'accident. Les secondaires
commencent à cette limite selon les uns, à l'établissement de la suppuration selon les autres, et finissent..... je n'ai trouvé nulle part à
quelle époque. Parmi les praticiens qui adoptent la seconde manière
de voir, il en est qui appellent amputation intermédiaire celle com-
prise entre la réaction inflammatoire initiale et la suppuration. Afin
de demeurer dans l'esprit des observations que j'avais sous les yeux,
je me suis guidé sur celles où les mots primitif et secondaire étaient
mentionnés et accompagnés de détails suffisants pour les mettre en
relief. J'ai donc adopté l'acception suivante : lorsqu'un blessé, ap-
porté à l'hôpital dans les vingt-quatre ou trente-six heures de l'accident, est jugé d'emblée devoir subir l'opération le jour ou le lendemain, il s'agit d'une amputation primitive; lorsque l'opération
n'est au contraire pas indiquée immédiatement, qu'elle est ajournée
dans l'espérance de conserver le membre, et décidée quelques jours
ou quelques semaines plus tard par suite d'accidents imprévus ou
de phénomènes aggravants, il s'agit d'une amputation secondaire.
Je crois être ainsi dans les conditions qui font de ces amputations
deux genres distincts légitimés par la pratique, et dans l'acception
voulue par les bulletins du *Medical times.*

TABLEAU XI.

Mortalité dans les amputations primitives et secondaires (Bryant).

Amputations	de cuisse.	Primitives,	60	%.	Secondaires,	75	%.
id.	de jambe.	id.	62,5	id.	id.	66,5	id.
id.	du memb. sup.	id.	30	id.	id.	12,5	id.
	Total.....	76 primitives,	43	%.	24 secondaires,	50 %.

TABLEAU XII.

Mortalité dans les amputations primitives et secondaires. — Hôpital de l'Université à Londres.

Amput. de cuisse. 7 primit., 4 déc.,   16 second., 10 déc.
  id.   de jambe. 11 *id.* 3 *id.*   6 *id.*
  id.   d'ép.etbr. 4 *id.* 1 *id.*   3 *id.* 1 *id.*
  id.   d'av.-br. 5 *id.*   1

Total..... 27 primit., 8 déc. ou 30 %, 26 second., 11 déc. ou 42,3 %.

TABLEAU XIII.

Mortalité dans les amputations primitives et secondaires. — Hôpitaux de Londres. *

Amput. de cuisse. 41 primit., 23 déc. ou 56,4 %. 26 second., 17 déc. ou 65,4 %.
  id.   de jambe. 38 *id.* 17 *id.* ou 44,7 *id.* 17 *id.*   9 *id.* ou 53 *id.*
  id.   de bras. 30 *id.*   5 *id.* ou 16,6 *id.* 15 *id.*   5 *id.* ou 33 *id.*
  id.   d'av.-bras. 34 *id.*   8 *id.* ou 23,5 *id.* 13 *id.*   1 *id.* ou 8 *id.*

Total.... 143 primit., 53 déc. ou 37 %. 71 second., 32 déc. ou 45 %.

TABLEAU XIV.

Mortalité dans les amputations primitives et secondaires. — Hôpitaux de Paris
(Malgaigne).

Amput. de cuisse. 16 primit., 12 déc. ou 75 %. 10 second., 6 déc. ou 60 %.
  id.   de jambe. 33 *id.* 22 *id.* ou 66 *id.* 10 *id.*   7 *id.* ou 70 *id.*

Total..... 49 primit., 34 déc. ou 70 %. 20 second., 13 déc. ou 65 %.

Tableau XV.

Mortalité dans les amputations primitives et secondaires (Laurie, de Glascow).

Amput. de cuisse. 12 primit., 11 déc.,   24 second., 16 déc.
   id.   de jambe. 22 *id.* 15 *id.*   5 *id.*   3 *id.*
   id.   de bras. 23 *id.* 11 *id.*   13 *id.*   7 *id.*
   id.   d'av.-bras. 15 *id.*   0 *id.*   3 *id.*   0 *id.*

     Total..... 72 primit., 37 déc. ou 51 %. 45 second., 26 déc. ou 57,7 %.

Tableau XVI.

Mortalité dans les amputations primitives et secondaires (Mac Ghie, de Glascow).

Amput. de cuisse. 32 primit., 19 déc.   116 second., 58 déc.
   id.   de jambe. 56 *id.* 19 *id.*   90 *id.* 38 *id.*
   id.   de bras. 45 *id.* 10 *id.*   33 *id.* 16 *id.*
   id.   d'av.-bras. 47 *id.*   5 *id.*   20 *id.*   3 *id.*

     Total..... 180 primit., 53 déc. ou 30 %. 259 second., 115 déc. ou 44,4 %

Tableau XVII.

Mortalité dans les amputations primitives et secondaires (James, d'Exeter).

Amput. de cuisse. 13 primit., 8 déc.   15 second., 5 déc.
   id.   de jambe. 18 *id.*   7 *id.*   5 *id.*   1 *id.*
   id.   de bras. 19 *id.*   3 *id.*   4 *id.*   1 *id.*
   id.   d'av.-bras. 18 *id.*   2 *id.*

     Total..... 68 primit., 18 déc. ou 26,5 %. 26 second., 7 déc. ou 27 %.

TABLEAU XVIII.

Mortalité dans les amputations primitives et secondaires (Fenwick, de Newcastle).

Amput. de cuisse. 8 primit., 5 déc.
   id. de jambe. 31 *id.* 12 *id.*   7 second., 2 déc.
   id. de bras. 23 *id.* 4 *id.*   1 *id.*
   id. d'av.-bras. 6 *id.* 1 *id.*

Total de jamb. et b. 54 primit., 16 déc. ou 29,5 %. 8 second., 2 déc. ou 25 %.

TABLEAU XIX.

Mortalité dans les amputations primitives et secondaires (Halton, de Liverpool).

Amput. de cuisse. 7 primit., 1 déc.   3 second., 2 déc.
   id. de jambe. 21 *id.* 4 *id.*   6 *id.* 2 *id.*
   id. de bras. 6 *id.* 2 *id.*   4 *id.* 1 *id.*
   id. d'av.-bras. 7 *id.*

Total, moins l'av.-br. 34 primit., 7 déc. ou 20,5 %. 13 second., 5 déc. ou 38,5 %.

TABLEAU XX.

Mortalité dans les amputations primitives et secondaires. Soldats anglais en Crimée
(d'après Erichsen).

Amputations de cuisse............. Primitives, 62 %. Secondaires, 80 %.
   id. de jambe............ *id.* 30 *id.* *id.* 76 *id.*
   id. de bras............. *id.* 17 *id.* *id.* 31 *id.*
   id. d'avant-bras......... *id.* 3 *id.* *id.* 28 *id.*
   id. du membre inférieur... *id.* 46 *id.* *id.* 78 *id.*
   id. du membre supérieur... *id.* 15 *id.* *id.* 41 *id.*

Tableau XXI.

Résumé des diverses mortalités dans les amputations primitives et secondaires:

Bryant.	Sur 76 amp. prim.,	43	%.	Sur 24	amp. sec.	50	%.
Université.	27	*id.*	30	*id.*	26	*id.*	42	*id.*
Mes relevés.	143	*id.*	37	*id.*	71	*id.*	45	*id.*
Laurie, de Glascow.	72	*id.*	51,4	*id.*	45	*id.*	57,7	*id.*
Mac Ghie, *id.*	180	*id.*	31,5	*id.*	25,9	*id.*	44,4	*id.*
Fenwick, de Newcastle.	54	*id.*	29,5	*id.*	8	*id.*	25	*id.*
James, d'Exeter.	68	*id.*	26,5	*id.*	26	*id.*	27	*id.*
Halton, de Liverpool.	34	*id.*	20,6	*id.*	13	*id.*	38,5	*id.*
M. Malgaigne, de Paris.	49	*id.*	70	*id.*	13	*id.*	65	*id.*
Crimée; membre supérieur.			15	*id.*		*id.*	41	*id.*
id. membre inférieur.			46	*id.*		*id.*	78	*id.*

Parmi les nombreux tableaux ci-dessus :

1° Les nᵒˢ XI, XII et XIII, s'appliquant à la pratique de Londres, constatent une mortalité des amputations secondaires plus forte que celle des amputations primitives de 7, 12 et 8 pour cent. Or ces tableaux portent l'un sur 100 cas, l'autre sur 53, le troisième sur 214, et donnent un résultat identique très-marqué.

2° Les nᵒˢ XV, XVI, XVII et XIX, rassemblés au hasard et représentant la pratique des provinces de la Grande-Bretagne, arrivent chacun à la même conclusion. J'attirerai l'attention sur les nᵒˢ XVI et XII, qui indiquent une mortalité de 14 et 12 pour cent plus élevée dans les amputations secondaires. Ce qui a fait dire au Dʳ Mac Ghie : « Il n'y a rien de mieux confirmé par l'expérience que la grande fatalité des amputations secondaires, » et ce jugement précis s'appuyait sur un total de 412 cas.

3° Le nᵒ XX offre un exemple de la pratique militaire. La mortalité excédante des amputations secondaires y est de 26 ou 32 p. cent, selon le membre que l'on considère.

En présence de l'unanimité de ces sept tableaux issus de sept sources différentes, et dans lesquels j'ai eu soin de ne comparer la pratique d'un hôpital qu'à elle-même, c'est-à-dire de rester dans les conditions rigoureuses d'un parallèle impartial ; je regarde la question comme résolue. Néanmoins il existe une contradiction dans les tableaux XVIII et XIV : le premier indique un excès de mortalité de 5 pour cent dans les amputations primitives, mais la comparaison ne porte que sur 8 cas d'amputations secondaires ; dans le second, les opérations sur la jambe confirment ma conclusion, tandis que celles de la cuisse montrent 15 pour cent de mortalité en sus dans les amputations primitives. M. Malgaigne s'est refusé à tirer une déduction de ces chiffres ; néanmoins la contradiction persiste, quoique reposant seulement sur 26 cas de cuisse en tout. Ces deux faibles négations, appuyées sur 88 amputations traumatiques, ne sauraient faire tort à 6 affirmations comprenant 1,064 cas pris dans la pratique civile, et une septième, non moins éloquente, tirée de la chirurgie militaire. La gravité extrême des amputations secondaires dans la métropole, dans la Grande-Bretagne en général, et en Crimée, demeure donc un fait établi.

M. le professeur Erichsen a imprimé le contraire, sans doute par erreur (1). En effet, il reproduit : 1° les éléments du tableau XVII ; 2° ceux du tableau XV ; 3° ceux de Steele (les trois quarts des cas signalés par ce médecin sont renfermés dans le tableau XXI, et j'ai renoncé au quatrième quart, parce qu'il était confondu sans détail avec les autres) ; 4° les chiffres de Hussey, de Radcliffe (2) : les amputations secondaires n'y sont qu'au nombre de 6, et la mortalité y est égale de part et d'autre ; 5° les tables de M. South, de Londres ; elles se composent exclusivement d'amputations primitives pratiquées en ville et à l'hôpital ; non-seulement pour cette raison, mais par suite du manque d'un des termes de comparaison, je les consi-

---

(1) *Science and art of surgery,* 2ᵉ édit., p. 23 ; Londres, 1857.

(2) *Mortalité dans les amputations primitives et secondaires* (extrait d'Erichsen) : Hussey. 50 amput. primit., 9 déc. ou 18 %. 6 second., 1 déc. ou 18 %. South. 21 *id.* *id.* 7 *id.* ou 33,3 *id.*

dère sans valeur. Il est une autre raison majeure pour affirmer que M. Erichsen s'est trompé, c'est qu'en additionnant ses propres nombres tels qu'il les a alignés, on trouve :

382 amputations primitives,   132 décès ou 34,5 %.
126   *id.*   secondaires,   71· *id.* ou 56,3 *id.*

C'est-à-dire une mortalité de 22 p. cent plus forte dans les secondes que dans les premières. M. Erichsen, l'une des hautes autorités de Londres, confirme donc ma conclusion.

En 1856, une discussion eut lieu à la Société de chirurgie de Paris, sur la question qui nous occupe : les opinions s'étant partagées, on émit le vœu que des recherches fussent instituées. L'occasion m'étant offerte, je l'ai saisie, et je suis arrivé à un résultat non douteux pour les amputations secondaires en général.

Deux points nouveaux se présentent :

1° Dans quelles proportions cette gravité existe-t-elle pour chaque grande section de membre ? Malgré l'importance de l'ensemble, je n'ose exiger autant des chiffres partiels qui ne me paraissent pas assez élevés ; car une des règles de ce genre de recherche est, je crois, de ne comparer que les résultats obtenus dans un même hôpital. Cependant, en parcourant les tableaux ci-joints, on verra que ma conclusion, vraie en général, est le plus souvent vraie dans les nombres particuliers susceptibles de comparaison. Ainsi, le tableau XIII n'offre qu'une exception pour l'avant-bras, et le tableau XI montre une mortalité plus élevée pour les amputations primitives du membre supérieur, mais j'ignore le total sur lequel porte ce résultat, etc. etc.

2° Quelle est l'époque la plus désavantageuse pour opérer, après les trente-six ou quarante-huit premières heures, et quelle en est la durée ? Je ne possède pas aujourd'hui les éléments pour répondre. Il importerait d'abord d'établir la distinction des amputations en intermédiaires et secondaires, les premières étant comprises entre la fin des quarante-huit heures après l'accident et l'apparition ré-

15

gulière de la suppuration , les autres comprenant toute la phase de suppuration. Le peu de documents que j'ai en main sont de James, d'Exeter , et sont trop faibles pour être reproduits isolément. M. Erichsen raconte qu'un de ses amis , le Dr Thomas Reid, dressa des tables à Édimbourg, qui établirent une mortalité plus élevée des amputations intermédiaires, et moindre des secondaires proprement dites. Ce dernier fait est logique. En effet, j'ai montré les points de contact entre la lésion traumatique sérieuse pour laquelle on pratique l'amputation à une époque assez reculée et la lésion traumatique légère agissant comme cause occasionnelle pour donner naissance à une affection locale chronique. Or, de celle-ci à la maladie constitutionnelle localisée, il n'y a qu'un pas; or l'amputation pathologique en général est relativement peu grave ; celle pour tumeur blanche suppurée l'est moins encore (ainsi qu'il sera dit plus loin). Donc, plus la lésion d'origine traumatique devient ancienne et chronique, plus l'état local et général se rapproche de celui qui caractérise l'affection constitutionnelle, moins le pronostic est grave.

En résumé, les tableaux précédents établissent que les amputations pratiquées trente-six à quarante-huit heures après l'accident sont plus graves que celles entreprises auparavant. Tout porte à croire que le maximum de cette gravité est dans la semaine qui succède à ces deux jours, et qu'ensuite cette gravité décroît progressivement.

J'ai dit que les amputations, en général et en particulier, étaient moins graves à Londres qu'à Paris. La première partie de cette proposition a été démontrée; la seconde ressort de la comparaison des tableaux VII et VIII, XIII et XIV. On y voit, quant à la mortalité: 1° que les amputations traumatiques de Londres sont à celles de Paris :: 39,7 : 62,5, et les pathologiques :: 22 : 51; 2° que les primitives sont :: 37 : 70, et les secondaires :: 45 : 65; 3° que la comparaison respective des amputations de cuisse, jambe, bras et avant-bras, donne des rapports analogues ; 4° enfin qu'il n'existe que de rares et faibles anomalies : ainsi la mortalité des amputations pathologiques de bras se balance dans les n°ˢ VII et VIII, et celle des amputations secondaires de cuisse est de 5 pour cent plus forte à Londres, selon les n°ˢ XIII et XIV. On retrouve de ces anomalies disséminées sur les chiffres trop minimes des tableaux dont je n'ai pas transcrit les rapports.

La mortalité plus élevée dans les amputations à Paris est donc un fait définitivement acquis, sur lequel il n'y a plus lieu de revenir.

Amputations de complaisance. Les auteurs les rangent avec les amputations pathologiques, et cependant les conditions physiques et morales se rapprochent de celles d'un homme qui, au milieu de la santé, est gravement blessé, et subit l'amputation. Les causes de ces opérations sont les difformités, rétractions musculaires, paralysies, éléphantiasis, etc. Je donne sans commentaires les moyennes de M. Bryant, prises sur 33 amputations grandes et petites ; puis mes relevés personnels.

TABLEAU XXII.

Mortalité dans les amputations de complaisance (Bryant).

Amputations de cuisse..	66,5 %.
id. de jambe.....................................	31 *id.*
Amput. grandes et petites en général au membre supérieur..	0 *id.*
id. *id.* *id.* *id.* au membre inférieur..	30 *id.*

TABLEAU XXIII.

Mortalité dans les amputations de complaisance. — Hôpitaux de Londres. *

Amputations de cuisse............	3 cas, 1 décès, 33 %.
id. de jambe............	4 *id.* 3 *id.* 75 *id.*
id. du membre supérieur.	5 *id.* 1 *id.* 20 *id.*
Total................	12 cas, 5 décès, 41 %.

Mortalité selon la cause pathologique spéciale. — Mes documents sur ce sujet intéressant sont limités ; ils sont tirés des provinces de la Grande-Bretagne ; je n'ai établi les rapports que pour en faciliter le classement.

TABLEAU XXIV.

Mortalité dans les grandes amputations selon la cause pathologique spéciale. — *Hôpitaux de Liverpool, Newcastle, Édimbourg, et Université* (Fenwick).

Maladies des os et des articulations.	197 cas,	25	décès	ou	12,7	%.
Ulcères	7 id.	3	id.	ou	43	id.
Tumeurs	2 id.	1	id.	ou	50	id.
Gangrènes	11 id.	4	id.	ou	36	id.
Maladies des parties molles	12 id.	4	id.	ou	33	id.
Anévrysmes	4 id.	1	id.	ou	25	id.

TABLEAU XXV.

Mortalité dans les grandes amputations selon la cause pathologique spéciale. — *Hôpital de Glascow* (Laurie).

Maladies articulaires	98 cas,	15	décès	ou	15,3	%.
Caries et nécroses	31 id.	8	id.	ou	25,8	id.
Ulcères	5 id.	4	id.	ou	80	id.
Gangrènes	5 id.	2	id.	ou	40	id.
Tumeurs	12 id.	3	id.	ou	25	id.

TABLEAU XXVI.

Mortalité dans les grandes amputations selon la cause pathologique spéciale. — *Hôpital de Devon et Exeter* (James).

Maladies articulaires	112 cas,	5	décès	ou	4,4	%.
Caries et nécroses	30 id.	2	id.	ou	6,6	id.
Ulcères anciens	15 id.	5	id.	ou	33	id.
Phlegmons	4 id.	1	id.	ou	25	id.
Tumeurs malignes	5 id.	1	id.	ou	20	id.
Sphacèle aigu	21 id.	3	id.	ou	13,2	id.
id. chronique (ou sénile)	6 id.	0	id.			

De ces tableaux , il résulte que : 1° les amputations pour maladies chroniques des os et des articulations sont les moins graves ; 2° celles pour ulcères et tumeurs sont les plus graves ; 3° celles pour gangrènes tiennent le milieu. Tout cela est rationnel. Je crois utile de reproduire une conclusion pratique de M. Bryant : Les amputations pour suppuration aiguë sont extrêmement graves , tandis que celles pour suppuration chronique sont relativement très-bénignes.

Des amputations comparées aux résections articulaires. — Le résumé suivant me paraît suffisant pour donner un aperçu de cette question toute d'actualité.

TABLEAU XXVII.

Mortalité comparée dans les résections articulaires et les amputations pour lésions chroniques : 1° des articulations en général, 2° du genou.

Fenwick..	197 amput. en général pour maladies des os et jointures,	12,7	%-
James....	112 id. id. id. articulaires,	4	id.
Laurie....	98 id. id. id. id.	15	id.
Samsen...	69 résections articulaires en général,	18	id.
Bryant...	Amput. de cuisse pour affection chronique du genou ,	15	%-
Giraldès (1).	De 1762 à 1854. 50 résections du genou,	34	%-
id.	De 1854 à 1858. 77 id. id.	21	id.

Nous essayerons d'établir d'abord la mortalité comparée des amputations et résections en général, puis celle des amputations de cuisse et des résections du genou.

---

(1) Société de chirurgie de Paris, séance du 10 novembre 1858. M. le Dr Giraldès a puisé aux sources suivantes : *Dublin medical journal,* Butler ; journaux la *Lancette* et le *Medical times and Gazette* ; *Edinburgh monthly journal,* Mackenzie, c'est-à-dire exclusivement dans la pratique anglaise.

1° Les mots employés par Fenwick sont peu précis, mais la lecture du texte m'autorise à penser qu'il a voulu désigner les lésions chroniques permettant à volonté la résection ou l'amputation. Les expressions de James et de Laurie sont nettes. Ainsi qu'on a pu le remarquer, l'hôpital de Devon, où James a relevé ses nombres, jouit d'un bonheur privilégié. Toutes choses égales, nous fixerons à 13 pour cent la mortalité moyenne des résections en province. Mais il n'est pas rationnel de comparer ce résultat à des amputations pratiquées dans une grande cité comme Londres. Pour éviter toute erreur, je me baserai donc sur la différence de mortalité dans les amputations entre la province et la métropole, établie par mes chiffres et ceux de M. Samsen, et j'adopte 17 et 16 pour moyennes rigoureuses de la mortalité des résections en province (1). Or la comparaison entre l'un ou l'autre de ceux-ci et 13 pour cent, moyenne de la mortalité dans les amputations pour lésion chronique des articulations également en province, démontre la gravité des résections en général plus grande que celle des amputations en général, la cause pathologique étant la même.

2° M. Bryant donne le terme de comparaison relatif aux amputations de cuisse; M. Giraldès fournit celui relatif aux résections du genou. Or, en opposant le premier, c'est-à-dire 15, au second, c'est-à-dire 34 ou 21, nous trouvons un surplus de 19 ou 6 en faveur des derniers. Donc, les résections du genou sont plus graves que les amputations de cuisse pour lésion chronique de l'articulation coxofémorale. Je fais observer que cette comparaison n'est pas aussi ri-

---

(1) La mortalité des grandes amputations de province est à celle des grandes amputations de Londres :: 27,56 : 26,1, selon Samsen, ou :: 29,46 : 26,1, selon mes relevés. En admettant un rapport analogue de mortalité pour les résections, ce qui est logique, on a les équations suivantes 27,56 : 26,1 :: 13 : 17,04, selon Samsen, ou 29,46 : 26,1 :: 18 : 15,94, selon mes relevés (voir tableaux II, III et V). Donc 17,04 ou 15,94 représente la moyenne pour cent de mortalité dans les résections articulaires de province.

goureuse que la précédente : car la majeure partie des résections de
M. Giraldès est prise en province, et les amputations de M. Bryant
proviennent exclusivement de Londres. Les résections sont ainsi favorisées, et leur mortalité est en définitive plus grande que nous
ne venons de le dire.

En somme, le pronostic des résections en général et en particulier est plus grave que celui des amputations dans les mêmes conditions, c'est-à-dire pour lésion articulaire chronique. Lorsque Bryant
présenta son travail à la Société médico-chirurgicale de Londres,
ses chiffres furent rapprochés de ceux de Butler, qui fixent à
20 pour cent la mortalité des résections du genou ; la même conclusion fut admise sans contestation.

Les résections articulaires souffrent aujourd'hui de ce parallèle,
et en Angleterre j'ai entendu des chirurgiens éminents s'en déclarer
faibles partisans. Cette opération, disaient-ils, n'est en général pratiquée que dans les cas où le traitement sans effusion de sang réussit, c'est-à-dire lorsque les surfaces articulaires et une très-mince la-
melle osseuse sont seules malades. Et, précisément dans les cas rebelles au traitement ordinaire, où l'altération du tissu spongieux
porte plus loin, elle est habituellement rejetée pour l'amputation.
Cependant j'ai vu à l'infirmerie d'Édimbourg une jeune fille guérie
avec raccourcissement de 4 centimètres, et sans claudication manifeste, à laquelle, huit mois auparavant, M. Spence avait enlevé une
rondelle horizontale du fémur de 4 centimètres de hauteur, une
autre du tibia de 2 centimètres atteignant le sommet de la tête du
péroné, et une partie de la rotule. Je l'avoue, lorsque le traitement
ordinaire a échoué, j'oublierais les chances plus grandes de mortalité, et, toutes choses égales, je donnerais la préférence à la résection sur l'amputation. Tel est, je crois, l'état de la question en Angleterre.

ARTICLE III.

Des causes de mortalité dans les amputations.

Ces causes sont : 1° le collapsus primitif ou consécutif qui emporte le malade sans que l'autopsie révèle des lésions suffisantes ; 2° l'infection purulente, que je remplacerai par la désignation anglaise de *pyémie* ; 3° diverses complications, dites traumatiques, telles que l'hémorrhagie secondaire, la gangrène circonscrite ou diffuse, l'érysipèle simple ou phlegmoneux, le tétanos, etc. Les deux premières sont les plus communes.

Le collapsus primitif est appelé choc par les Anglais ; nous conserverons ce mot. Il est occasionné : 1° par l'ébranlement nerveux et l'hémorrhagie primitive qui accompagnent tout accident ou opération ; 2° par l'impression morale exercée sur le patient. Si le sujet est vigoureux et si la perte de sang a été modér e, les symptômes s'amendent ordinairement du deuxième au troisième jour. Mais quelquefois l'abattement persiste plusieurs jours et au delà d'une semaine, l'organisme ne peut reprendre son équilibre, et d'autres complications surviennent, comme hémorrhagie et gangrène. Il est alors difficile de savoir à quel accident attribuer la mort, et si cet état ne mérite pas davantage l'épithète de collapsus consécutif. Celui-ci est généralement symptomatique d'une ou de plusieurs hémorrhagies consécutives, de la gangrène, de la suppuration, de la diarrhée ou de causes morales, d'une digestion ou d'une alimentation insuffisantes, ou de causes inappréciables (j'analyse ici l'esprit des bulletins que j'ai relevés). Or comment reconnaître par une note de quelques lignes, et même dans une observation complète, et souvent au lit du malade, si la mort est due au collapsus consécutif indiqué en Angleterre par le mot *exhaustion*, ou à l'un des accidents ci-dessus ? Je me suis trouvé fort embarrassé en présence des cas où ce mot n'était pas formulé.

Les trois tableaux qui suivent indiquent la simple répartition des causes de mortalité dans les grandes amputations prises en masse. Celui de Bryant donne la proportion de chaque cause sur l'ensemble des amputations et sur l'ensemble des décès. Le mien donne les chiffres bruts de morts; celui de province montre les nombres partiels des décès, et la proportion de ces nombres avec leur somme. On remarque que dans le n° XXVIII le terme *exhaustion* est employé à l'exclusion du mot choc, tandis que c'est l'inverse dans le n° XXX.

TABLEAU XXVIII.

Répartition des causes de mortalité :. 1° sur la totalité des amputations (300); 2° sur la totalité des décès (Bryant).

Pyémie.............	10 % sur la tot. des amput.	42 % sur la tot. des déc.				
Exhaustion.........	8 *id.*	*id.*	*id.*	33 *id.*	*id.*	*id.*
Hémorrhagie second.	1,6 *id.*	*id.*	*id.*	7 *id.*	*id.*	*id.*
Autres compl. traum.	1,6 *id.*	*id.*	*id.*	7 *id.*	*id.*	*id.*
Compl. thoraciques..	1,3 *id.*	*id.*	*id.*	5,6 *id.*	*id.*	*id.*
Compl. hectiques....	0,6 *id.*	*id.*	*id.*	3 *id.*	*id.*	*id.*

TABLEAU XXIX.

Répartition de la mortalité sur 160 décès pour grandes amputations de toutes sortes. Hôpitaux de Londres. *

	Au membre supérieur.	Au membre inférieur.	Total.
Par pyémie..................	9 décès.	43 décès.	52 décès.
— choc ou collapsus primitif..	6 *id.*	22 *id.*	28 *id.*
— collapsus consécutif.......	8 *id.*	37 *id.*	45 *id.*
— gangrène traumatique.....	1 *id.*	6 *id.*	7 *id.*
— hémorrhagie secondaire....		6 *id.*	6 *id.*
— tétanos.................		3 *id.*	3 *id.*
— érysipèle phlegmoneux.....		1 *id.*	1 *id.*
— delirium tremens..........	1 *id.*		1 *id.*
— gangrène spontanée.......	1 *id.*		1 *id.*
— pneumonie...............		2 *id.*	2 *id.*
— phthisie	1 *id.*	1 *id.*	2 *id.*
Inconnus ou mal déterminés.....	2 *id.*	10 *id.*	12 *id.*
	29	131	160

Tableau XXX.

*Répartition des causes de mortalité dans les amputations sur : 1° 73 décès de Laurie,
de Glascow, et 2° 138 décès de Fenwick, de Newcastle.*

	LAURIE.				FENWICK.			
Choc, collapsus et délire........	11	décès	ou	15 %.	23	décès	ou	17 %.
Abcès métastatiques et phlébites..	26	id.	ou	35,6 id.	54	id.	ou	40 id.
Diarrhée et eschares	6	id.	ou	8 id.	13	id.	ou	10 id.
Gangrène du moignon...........	6	id.	ou	8 id.	7	id.	ou	5 id.
Hémorrhagie secondaire.........	4	id.	ou	5,5 id.	4	id.	ou	2,9 id.
Erysipèle......................	4	id.	ou	5,5 id.	6	id.	ou	4,3 id.
Inflammations viscérales........	11	id.	ou	15 id.	21	id.	ou	15 id.
Tétanos	1	id.			4	id.		
Delirium tremens...............	1	id.						
Divers........................	3	id.			6	id.		

Je n'ajoute aucune considération et je passe au tableau réservé
aux deux ordres de collapsus que j'ai admis.

Tableau XXXI.

*Mortalité dans les amputations par choc et collapsus consécutif. — Hôpitaux
de Londres. **

Amput. traum. de cuisse. ...	40	déc., sur lesquels	15	par choc et	8	par col. cons.		
id.	de jambe......	26	id.	id.	4	id.	4	id.
id.	de memb. sup.	19	id.	id.	4	id.	5	id.
	Total.	85	id.	id.	23	id.	17	id.
Amput. path. de cuisse.	43	id.	id.	3	id.	19	id.
id.	de jambe.....	18	id.	id.	0	id.	5	id.
id.	de memb. sup.	10	id.	id.	2	id.	3	id.
	Total........	71	id.	id.	5	id.	27	id.

Total général.. ..... 156 déc., sur lesquels 28 par choc et 44 par col. cons.

Déductions sous toutes réserves : 1° le choc entre pour 18 p. cent et le collapsus consécutif pour 28 p. cent dans la totalité des décès par grandes amputations dans la continuité en général ; 2° la mortalité pour choc est inférieure à celle pour collapsus consécutif dans chaque ordre d'amputation ; 3° il est une exception : dans les amputations traumatiques le choc est plus fréquent. Dans les amputations pathologiques au contraire, la cause ordinaire de mortalité est le collapsus ou affaissement consécutif; 4° les amputations traumatiques de cuisse sont très-exposées à la mortalité par le choc; la vaste surface sectionnée, et la masse retranchée l'expliquent. Ces déductions sont d'accord avec les prévisions, je n'ai pu m'empêcher de les formuler.

Pyémie. Les deux tableaux suivants sur la pyémie ne laissent aucun doute. La proportion pour cent porte sur la totalité des décès.

TABLEAU XXXII.

Mortalité par pyémie à l'hôpital de Guy (Bryant).

Grandes amputations en général............	42 % sur la totalité des décès.
id. primitives...	43 id. id.
id. secondaires........	25 id. id.
id. pathologiques.	43 id. id.
id. de complaisance.......	70 id. id.
id. de cuisse..	40 id. id.
id. de jambe	42 id. id.
id. de membre supérieur..	33 id. id.

Voici quelques autres conclusions de M. Bryant : 1° la mort par pyémie survient en moyenne du vingt-cinquième au vingt-sixième jour dans les amputations traumatiques, au quatorzième dans les pathologiques; 2° la pyémie est la cause habituelle de mortalité dans les amputations de cuisse pratiquées pour une suppuration aiguë du genou, tandis qu'elle est rare dans celles pour suppuration chronique ; 3° la pyémie semble plus fréquente lorsqu'il s'agit de tissus normaux et de diaphyse offrant une large surface.

TABLEAU XXXIII.

Mortalité par pyémie dans les grandes amputations. — Hôpitaux de Londres. *

Amputations traumat.	de cuisse........	40 décès,	9	pyémies	ou	22,5	%.
id.	*id.*	de jambe......	26 *id.*	8	*id.*	ou	30	*id.*
id.	*id.*	de memb. supér.	19 *id.*	7	*id.*	ou	37	*id.*
		Total........	85 *id.*	24	*id.*	ou	28	*id.*
id.	patholog.	de cuisse.......	43 *id.*	15	*id.*	ou	39,9	*id.*
id.	*id.*	de jambe.......	18 *id.*	8	*id.*	ou	44	*id.*
id.	*id.*	de memb. supér.	10 *id.*	2	*id.*	ou	20	*id.*
		Total.	71 *id.*	25	*id.*	ou	35,5	*id.*
id.	primitives..............		53 *id.*	16	*id.*	ou	30	*id.*
id.	secondaires.		32 *id.*	8	*id.*	ou	25	*id.*
Amputations en général			160 *id.*	52	*id.*	ou	32,5	*id.*

Conclusions. 1° Les amputations traumatiques de cuisse et de jambe sont moins sujettes à la pyémie que les pathologiques ; 2° les amputations primitives sont plus exposées à la pyémie que les secondaires ; 3° dans les amputations en général, les décès par pyémie sont aux décès par choc et à ceux par collapsus consécutif, comme 32,5 : 18 : 28 ; autrement dit, la mortalité par pyémie est plus élevée que celle par choc, et à peu près égale à celle par collapsus ; 4° dans les amputations traumatiques, les nombres des décès par pyémie, choc et collapsus, sont comme 28, 27 et 20. Dans les amputations pathologiques, ils sont comme 35,5, 7 et 38. Ainsi, dans les uns, les morts par infection purulente et par choc sont aussi fréquentes ; celle par épuisement consécutif est moindre. Et dans les autres, la mort par épuisement consécutif est la plus commune ; celle par pyémie vient après, et celle par choc est relativement rare, etc.

La pyémie ou infection purulente est-elle plus fréquente à Paris qu'à Londres ? Mon opinion est fixée sur ce point ; je l'ai énoncée plusieurs fois en parlant de l'hygiène des hôpitaux, de l'emploi de la charpie, de la nourriture, et de la simplicité dans les pansements. Mais l'absence d'éléments de comparaison de moi connus, dans la pratique de Paris, ne me permet pas de la démontrer directement. Le tableau XXXIII serait approprié à ce parallèle. Il suffirait de le comparer avec les nᵒˢ III, VII et XIII ; de rapprocher le total des décès par pyémie du total des opérations correspondantes, pour obtenir par un calcul très-simple la proportion de pyémies par espèce d'amputation. Voici quelques données toutes préparées. 1° Selon Bryant, à l'hôpital de Guy, la mortalité par pyémie est de 10 % sur les grandes amputations. 2° Selon mes relevés, elle est de 9,5 %. La concordance de ces deux résultats est significative. J'ai regardé comme pyémies les cas diagnostiqués sur le vivant et inscrits comme tels, ceux confirmés à l'autopsie par des abcès métastatiques, les morts attribuées aux frissons et quelques cas obscurs. 3° La proportion annuelle des pyémies observées à Saint-Georges, où le prosecteur est chargé de tenir un registre de toutes les autopsies, vient ensuite. Cet hôpital est réputé à Londres, comme celui des Cliniques à Paris, pour ses épidémies de pyémie (le mot épidémie est du *Medical times*).

TABLEAU XXXIV.

Mortalité par pyémie, pour toutes sortes de causes, à l'hôpital Saint-Georges
(Medical times, 1857).

1° De 1844 à 1847 inclusivement, sur 170 lits de chirurgie..................
- 21 morts après diverses opér., ou 5,2 par an.
- 47 *id.* après plaies diverses, ou 11,7 *id.*
- 68 *id.* de pyémie en tout, ou 17 *id.*

2° De 1848 à 1856 inclusivement, sur 200 lits de chirurgie..................
- 43 morts après diverses opér., ou 4,7 par an.
- 93 *id.* après diverses plaies, ou 10,3 *id.*
- 136 *id.* de pyémie en tout, ou 15,3 *id.*

3° De 1844 à 1856............ 204 morts de pyémie, ou 15,7 par an.

Gonclusions. 1° La somme des pyémies est plus élevée dans la première que dans la seconde période, et néanmoins le nombre des lits de chirurgie est moindre. On a attribué cette différence à l'introduction du chloroforme. Les journaux de 1854 et 1855 renferment des polémiques prolongées sur ce sujet: Simpson, Arnott, Fenwick et autres, prirent part à la discussion. Il en ressortit que, dans ces dernières années, la mortalité dans les amputations et le nombre des pyémies avaient diminué. L'emploi des anesthésiques peut atténuer les effets de l'ébranlement nerveux, mais ne saurait avoir d'influence sur la pyémie qui, en outre, se montre tard, lorsque toute action sédative a cessé. Je crois plus exact d'attribuer cette amélioration à l'extension croissante de la simplicité, de la légèreté, etc., dans les pansements; à la généralisation de l'eau, du lint, etc. Saint-Georges est en effet l'un des plus fidèles à la méthode.

2° Cette mortalité est très-faible. En effet, de 1852 à 1858, il fut reçu à l'hôpital Saint-Georges 4,098 malades par an, en moyenne, pour 350 lits. Cela équivaut à 11,7 individus par lit, ou à 2,340 pour 200 lits de chirurgie. Si l'on admet qu'une moitié se trouve dans les conditions de plaies, d'opérations, d'ulcères, susceptibles d'engendrer l'infection purulente, on voit qu'il meurt en moyenne à Saint-Georges 15,7 pyémies sur 1170 individus exposés, ou 1,3 %; si, plus sévère, on réduit à un quart le nombre des blessés placés dans les conditions qui permettent la pyémie, au lieu de 1,3 on a 3 % et par an, c'est-à-dire un chiffre très-considérable pour Londres, mais qui, doublé et davantage, satisferait encore plus d'un chef de service à Paris.

Tous les ans, les causes et l'histoire de l'infection purulente sont soumises à nos sociétés et à nos académies. L'attention n'a pas été réellement attirée, je crois, sur l'abus de la charpie effilée, sur les pansements lourds, chauds et volumineux, sur la literie et les rideaux qui arrêtent, dans nos hôpitaux, la circulation de l'air et perpétuent les miasmes, etc. etc. Arrivé à Londres avec cette croyance nationale que Paris résume le progrès et la civilisation, croyance

qui s'est infiltrée jusque dans le domaine médical, je suis revenu
avec des opinions un peu modifiées. Négligeant les points nombreux
où la pratique anglaise est inférieure à la nôtre, je me suis attaché
à ce qu'elle m'a offert de plus remarquable. Or tout ce que j'ai vu
et essayé de décrire converge vers ce grand but qu'ils atteignent :
diminuer l'infection purulente, c'est-à-dire la cause de mort la plus
certaine et la plus fréquente dans les hôpitaux de Paris. Je puis être
dans l'erreur, c'est à mes maîtres à en juger.

ARTICLE IV.

Nouveau procédé opératoire dans les amputations.

Dans ce dernier article, je donne l'analyse succincte d'un mémoire
de M. Teale, intitulé *Mémoire sur un lambeau long et un lambeau
court, tous deux rectangulaires.* Mon but est de mettre en relief,
une dernière fois, les avantages de l'expectation et du pansement
simple. Cette narration suffira à ceux qui voudront expérimenter
ce procédé et ses soins consécutifs.

M. Teale, chirurgien à l'infirmerie générale de Leeds, élève de
Lisfranc, préconisa, dès ses débuts, la méthode à deux lambeaux
par transfixion; mais cette opération, dit-il, brillante sur le cadavre, laisse à désirer sur le vivant. Il adopta bientôt la méthode circulaire, puis celle à lambeau antérieur et postérieur, et revint à
la circulaire. La grande mortalité et l'imperfection du moignon
étaient ses objections, lorsqu'en 1855, il fut conduit à les rejeter
toutes, et à leur substituer une méthode qu'il dit nouvelle. Elle
consiste à tailler un lambeau long, généralement dépourvu de
vaisseaux et nerfs importants, et un lambeau court, renfermant
les gros troncs vasculaire et nerveux. Le premier offre, dans les
deux sens, les dimensions de la demi-circonférence du membre à

ce niveau, et est assez long pour recouvrir l'os et se recourber à la rencontre du second; celui-ci, aussi large, est des trois quarts moins long.

L'opération terminée, les artères liées, le lambeau principal est replié et affronté (immédiatement ou plus tard). Le point de jonction représente une ligne transversale, se réunissant à ses extrémités, à angle droit, avec deux autres lignes droites et parallèles à l'axe du membre. Trois points de suture suffisent, dit M. Teale, un pour chaque ligne de contact. Le moignon repose sur un coussin revêtu d'une toile cirée ou en gutta-percha; la plaie regarde en arrière ou mieux en bas, du côté du coussin. Aucun pansement n'est appliqué, pas même du lint. Une large gaze ou autre étoffe légère et un cerceau, sont chargés de protéger la plaie. On coupe les deux sutures latérales le lendemain, et la troisième moyenne lorsque la réunion est solide ou a échoué. A cette époque, si les lèvres bâillent, une ou deux bandelettes adhésives sont indiquées. La simplicité et l'immobilité la plus absolue sont garanties par cette conduite. A moins de circonstances imprévues, il ne faut rien déranger pendant plusieurs jours ou plusieurs semaines, ajoute M. Teale; et, s'il y a écoulement abondant de liquides, l'infirmière n'a qu'à essuyer doucement avec une éponge la toile sous-jacente.

Les avantages de ce procédé et des soins consécutifs sont :

1° De rendre inutile tout pansement et bandage, par conséquent de permettre la surveillance, et de ne pas fatiguer le malade, etc.

2° De prévenir toute tension, le lambeau principal étant assez grand pour suffire à sa propre rétraction, et à celle du petit lambeau.

3° De favoriser : 1° la réunion des parties superficielles et profondes; 2° l'oblitération des grosses veines du membre et des petites du tissu osseux; 3° l'occlusion du canal médullaire; et 4° l'adhérence de la section diaphysaire avec la face profonde du lambeau long.

4° De ménager une issue libre aux liquides par la position déclive de la plaie. Tout contribue à diminuer les chances d'accidents, dues à la rétention des liquides et à l'absorption des matières putrides et purulentes. Le choc est la seule chance de mortalité qui ne soit pas diminuée.

5° De former au devant ou au dessous de l'os une couche épaisse de parties molles, exempte de nerfs importants.

6° De laisser une cicatrice latérale non adhérente. M. Teale remédie ainsi aux deux objections qu'il adressait aux méthodes généralement suivies, savoir : la grande mortalité et l'imperfection du moignon. Le premier de ces faits est démontré par deux tableaux ci-joints. Le premier se compose de 56 cas, pratiqués selon sa méthode par divers chirurgiens à l'hôpital de Leeds : MM. Teale, Smith, Samuel Hey et C.-G. Whehome.

TABLEAU XXXV.

Mortalité dans les grandes amputations par le procédé opératoire de Teale.
Hôpital de Leeds.

Amputations en général............	56 cas.	7	décès	ou 12,5 %.
id.	traumatiques..........	6 *id.*	1	*id.*	ou 16,6 *id.*
id.	pathologiques.........	50 *id.*	6	*id.*	ou 12 *id.*
id.	de cuisse.............	18 *id.*	3	*id.*	
id.	de jambe.............	28 *id.*	1	*id.*	
id.	de membre supérieur..	10 *id.*	3	*id.*	

Les morts sont ainsi réparties : 1 de choc au second jour, 4 de collapsus, 1 au sixième, 2 au dixième et 1 au quatorzième; enfin 1 de pyémie au vingtième.

Il est impossible de ne pas être frappé de l'étonnante bénignité de ces résultats. Une mortalité de 16,6 % dans les amputations traumatiques et de 12 dans les pathologistes sont des chiffres extraordinairement inférieurs à toutes les moyennes que j'ai rencontrées dans les hôpitaux de province, à plus forte raison à Londres

17

et surtout à Paris. L'hôpital de Devon et Exeter, si privilégié, est lui-même dépassé. Mais, pour plus d'exactitude, M. Teale compare ces chiffres avec la mortalité des amputations pratiquées par les méthodes circulaires (6 cas) et ordinaires à lambeaux (18 cas), dans le même hôpital et à la même époque.

Tableau XXXVI.

Mortalité dans les grandes amputations par les procédés ordinaires. — *Hôpital de Leeds.*

Amputations	en général............	24 cas.	16 décès ou 66,6 %.	
id.	traumatiques.........	17 *id.*	10 *id.* ou 59 *id.*	
id.	pathologiques........	7 *id.*	6 *id.* ou 85,7 *id.*	
id.	de cuisse............	2 *id.*	2 *id.*	
id.	de jambe............	12 *id.*	3 *id.*	
id.	de membre supérieur.	10 *id.*	6 *id.*	

Il est certain que la mortalité est exceptionnellement élevée dans ce tableau, qu'il y existe des anomalies flagrantes, et que le total n'est pas assez fort. Mais, si l'on a égard à ce que : 1° ces opérations ont été faites à la même époque, dans les mêmes salles et par les mêmes chirurgiens que celles du tableau xxxv; 2° que 22 sur ces 24 ont été faites par MM. Smith et Hey, qui n'avaient aucun intérêt particulier à se montrer partiaux; 3° que les différences sont énormes entre les rapports de mortalité, :: 16,6 : 59, sur les traumatiques; :: 12 : 85,7, sur les pathologiques; et :: 12,5 : 70, sur l'ensemble, on est forcé de conclure que le procédé opératoire, le traitement consécutif, ou tous deux, favorisés l'un par l'autre, sont excellents.

Un avantage non moins incontestable de la conduite du chirurgien de Leeds est la perfection du moignon. La cicatrice ne répond pas à l'un des points du sommet, n'adhère pas à l'os qui s'enchâsse dans des tissus normaux; le moignon est constitué par une masse charnue, sans nerfs importants : de là, physionomie satisfaisante de la surface, nulle tendance à l'ulcération et à la nécrose consécutives. Le membre artificiel peut, à la rigueur, prendre appui sur le sommet du moignon sans occasionner de douleur, ni de grande fatigue. Ces faits sont prouvés par M. Teale dans un tableau spécial sur 45 malades qu'il a suivis deux ou trois ans et soumis à diverses expériences. Nous ne suivrons pas M. Teale dans les applications de son procédé aux diverses sections de membre.

J'ai vu à Édimbourg, dans le service de M. Spence, un cas d'amputation de cuisse pratiquée par ce procédé trois mois auparavant. La cicatrice transversale siégeait en arrière, à 1 pouce de hauteur ; elle n'était pas visible *a priori*. Le sommet du moignon présentait une surface tégumentaire irréprochable de coloration et d'aspect, aussi nette que la région acromiale. Le bout arrondi de l'os était recouvert de tissus épais de 2 centimètres environ, parfaitement mobiles, et offrant au toucher la consistance d'un lipome mou. Je n'hésitai pas à considérer ce résultat comme le plus satisfaisant qu'un praticien puisse désirer et à lui accorder la préférence sur deux autres guérisons par la méthode ordinaire à lambeaux qui se trouvaient dans la même salle.

Conclusions principales de la troisième partie.

1° La mortalité dans les opérations sanglantes, en général, paraît plus élevée à Paris qu'à Londres.

2° La mortalité dans les grandes amputations des membres dans la continuité est considérablement plus élevée à Paris qu'à Londres. Cette proposition, vraie sur l'ensemble, est aussi vraie sur chaque espèce déterminée par la cause et le siége.

3° Les amputations traumatiques sont plus graves que les amputations pathologiques.

4° Les amputations secondaires sont plus graves que les amputations primitives.

5° Les amputations pour ulcères et tumeurs sont plus graves que celles pour affections chroniques articulaires.

6° En Grande-Bretagne, les résections articulaires sont un peu plus graves que les amputations pour suppuration chronique des articulations.

7° La pyémie, à mes yeux, est plus fréquente à Paris qu'à Londres.

8° Le procédé opératoire de Teale et la simplicité du traitement ultérieur diminuent la mortalité des amputations.

TABLE.

PARIS. — RIGNOUX, Imprimeur de la Faculté de Médecine,
rue Monsieur-le-Prince, 31.